L'APPENDICE

DANS LA SCARLATINE

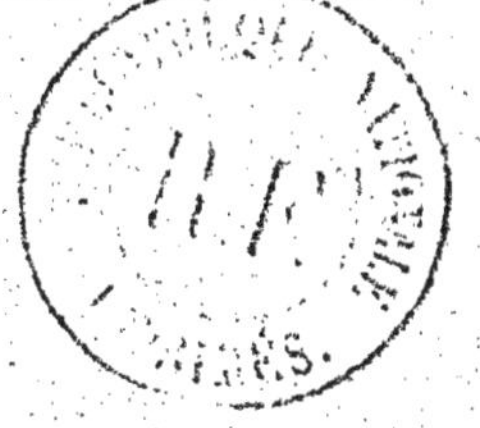

Dr René KAUFFMANN
Ancien interne des Hôpitaux de Paris et de la Maternité Saint-Antoine.
Ancien moniteur de tubage et de trachéotomie
à l'Hôpital des Enfants-Malades.
Médailles de bronze des Épidémies et de l'Assistance Publique.

Avec une planche hors texte

PARIS
ALFRED LECLERC, ÉDITEUR
19, RUE MONSIEUR-LE-PRINCE, 19

1908

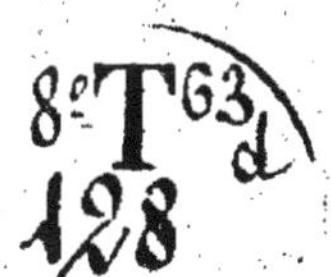

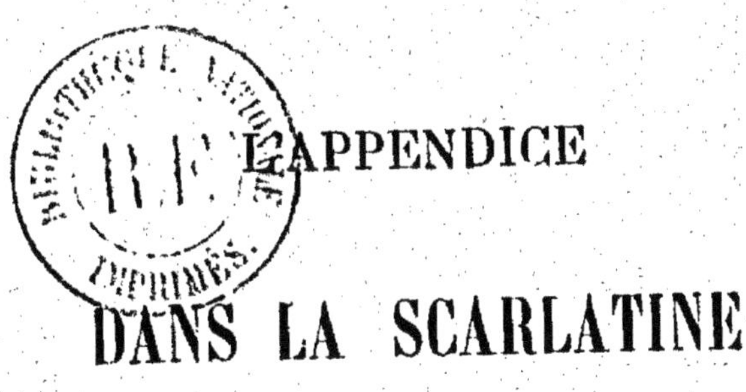

L'APPENDICE DANS LA SCARLATINE

L'APPENDICE

DANS LA SCARLATINE

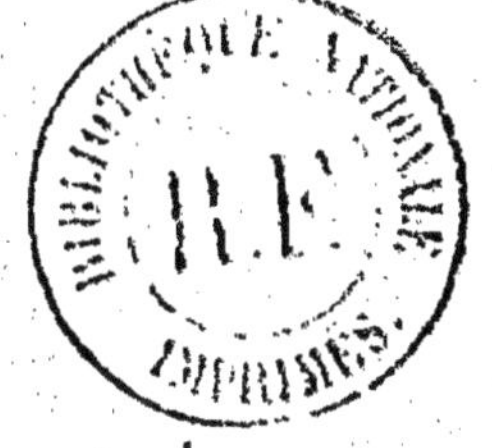

Dr RENÉ KAUFFMANN
Ancien interne des Hôpitaux de Paris et de la Maternité Saint-Antoine.
Ancien moniteur de tubage et de trachéotomie
à l'Hôpital des Enfants-Malades.
Médailles de bronze des Epidémies et de l'Assistance Publique.

Avec une planche hors texte

PARIS
ALFRED LECLERC, ÉDITEUR
19, RUE MONSIEUR-LE-PRINCE, 19

1908

DU MÊME AUTEUR :

I. — *Cancer du poumon et du médiastin* (avec le Dr Souques. Bull. Soc. Anat., oct.-nov. 1903.)

II. — *Quelques cas de rechutes de scarlatine*, (avec le Dr Richardière. La clinique infantile, 15 nov. 1903.)

III. — *Intoxication par une dose massive de sublimé*, (avec le Dr Detot. Arch. génér. de médecine, février 1904.)

IV. — *Rétrécissement tuberculeux de l'œsophage*, (Bull. Soc. Anat., juin 1904.)

V. — *Rechutes dans la scarlatine*, (observ. in thèse M. Henry. Paris, 1904.)

VI. — *Orchite typhoïdique*, (observ. in thèse. Blumenfeld, Paris, 1905.)

VII. — *Éventration post-opératoire*, (in thèse, Lebrun. Paris, 1905.)

VIII. — *Traitement mercuriel du sclérème des nouveau-nés*, (Bull. Soc. d'obstétrique de Paris, 15 mars. 1907.)

IX. — *Fracture non ouverte du col anatomique de l'humérus et suppuration*, (avec M. Germain. Bull. soc anat. 25 janvier 1907.)

X. — *Gangrène sèche de la main gauche pour artérite oblitérante*, (Bull. Soc. Anat., 15 mars 1907.)

XI. — *De la manie post-éclamptique. Obscurité de sa pathogénie*, (avec M. le professeur Bar. Bull. Soc. d'obstétr. de Paris, 18 avril 1907.)

XII. — *Tumeur cérébrale au voisinage du bulbe. Hydrocéphalie et atrophie musculaire généralisée secondaires.* (avec M. Chenet. Bull. Soc. Anat., 14 juin 1907.)

XIII. — *Scarlatine et appendicite*, (Bull. Société de Pédiatrie, 19 nov. 1907.)

XIV. — *Gangrène pulmonaire et endopéricardite, suite de mastoïdite ancienne*, (Bull., Soc. Anat., 17 janvier 1908.)

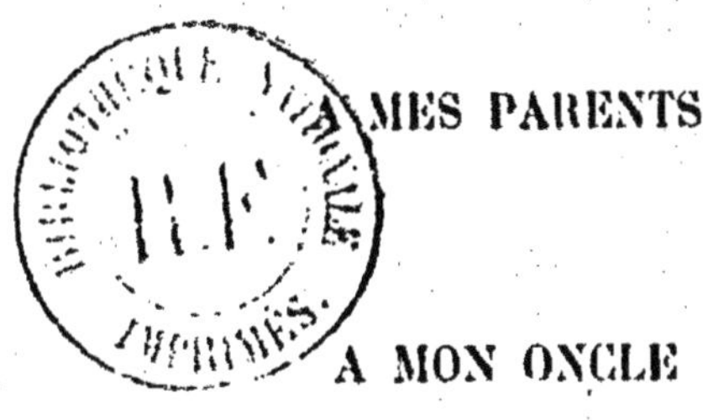

A MES PARENTS

A MON ONCLE

M. LE DOCTEUR NEUBAUER (d'Asnières)

A MON MAITRE ET PRÉSIDENT DE THÈSE

M. LE PROFESSEUR GAUCHER

Médecin de l'Hôpital Saint-Louis,

Chevalier de la Légion d'honneur.

A M. LE PROFESSEUR BAR

Membre de l'Académie de Médecine,

Chevalier de la Légion d'honneur.

A MES MAITRES DANS LES HOPITAUX

Internat.

MM. le docteur SOUQUES le professeur GAUCHER, le docteur MICHON,	**Internat provisoire 1903-04**
le docteur CHAPUT,	**(Boucicaut 1904)**
le docteur FLORAND,	**(Tenon 1905)**
le professeur BAR, le professseur agrégé BRINDEAU,	**Maternité St-Antoine 1905-06**
le docteur ROUTIER,	**(Necker 1906-07)**
le docteur RICHARDIÈRE.	**(Enfants Malades 1907-08)**

Externat.

MM. le professeur agrégé POLAILLON,	(*in memoriam* **Hôtel-Dieu 1898**)
le professeur HUTINEL,	**(Enfants assistés 1900)**
le professeur agrégé DUGUET,	**(Lariboisière 1900-01)**
le professeur GAUCHER,	**(St-Antoine 1901-02)**
le professeur BAR,	**(Maternité St-Antoine 1902-03)**

A MES AUTRES MAITRES

MM. les docteurs Georges BROUARDEL, CASTAIGNE, MARFAN, MÉRY, ENRIQUEZ, SERGENT, LEREBOULLET, NOBÉCOURT, Léon TISSIER, MARION, RICHE, VEAU, OMBREDANNE, THIÉRY, Pierre DUVAL, PEYROT, GUINARD.

A M. le docteur SUSS, ancien interne des hôpitaux.

AVANT-PROPOS

Pendant le cours de notre internat à l'hôpital des Enfants-Malades, dans le service de notre maître le Docteur Richardière, nous eûmes comme service de contagieux la scarlatine. Nous fûmes très frappé de voir une enfant chez laquelle après avoir pensé à une scarlatine compliquée d'appendicite, on se rangea au diagnostic de scarlatine maligne, mourir au bout de dix jours, et à l'autopsie de trouver qu'il s'agissait d'appendicite perforante avec péritonite généralisée. Nous examinâmes alors systématiquement l'appendice dans tous les cas de scarlatine mortelle et à notre grand étonnement nous trouvâmes toujours l'appendice lésé, et toujours de la même façon. Nous eûmes recours en outre à l'obligeance de nos collègues des autres services de scarlatineux, et nous pûmes recueillir un nombre assez considérable d'appendicites vraies au cours ou à la suite de la scarlatine ; de même nos recherches personnelles nous permirent de constater qu'un grand nombre de péritonites décrites comme complications de la scarlatine pouvaient et devaient être rapportés à la lésion appendiculaire.

Nous étudierons donc à côté des lésions anatomiques de l'appendice au cours de la scarlatine, les appendicites cliniques en rapport avec cette fièvre éruptive ; nous montrerons qu'une fois de plus le tissu lymphoïde de l'appendice réagit comme l'amygdale et que pour la scarlatine on peut répéter ce qui a été dit par FAISANS, MERKLEN, GAGNIÈRE, pour la grippe, par HORWITZ, GAUCHER, BORD pour la syphilis. Nous indiquerons aussi quelles déductions thérapeutiques on peut tirer des faits que nous apportons, comment la malignité de la scarlatine peut dans certains cas provenir en partie de la lésion appendiculaire, nous prouverons en outre que l'intervention chirurgicale quand elle est indiquée, ne doit pas être différée en raison de la scarlatine en cours d'évolution.

Nous avons eu l'avantage de pouvoir étudier et suivre de très nombreux cas de scarlatine pendant l'année 1907, en raison de l'épidémie régnante, et presque toutes nos observations se rapportent à des cas ayant évolué sous nos yeux pendant cette épidémie. Nous devons exprimer ici notre reconnaissance pour les observations qu'ils nous ont abandonnées aux Docteurs JALAGUIER et GUINON et à nos maîtres les Docteurs ROUTIER, RICHARDIÈRE et LEREBOULLET ; nous devons également un cordial merci à nos collègues et amis les Docteurs BABONNEIX, HALBRON, HEBERT, REUBSAET à notre ami DEMAY externe des hôpitaux qui nous ont prodigué leurs conseils pour l'interprétation histologique, et à notre ami GÉRY, qui a bien voulu dessiner nos coupes.

CHAPITRE PREMIER

Historique.

Les complications intestinales de la scarlatine, ont été signalées depuis longtemps, mais les lésions appendiculaires ont à peu près toujours passé inaperçues. Est-ce seulement parce que, comme l'écrit BARDON, si l'appendicite est vieille comme le monde, on a mis 5.000 ans à la découvrir ? Nous ne croyons pas que ce soit la seule et unique cause ; car c'est dans ces dix dernières années, que l'appendicite a été à ce point étudiée, fouillée, travaillée qu'on peut dire que dans l'histoire de la médecine, c'est elle qui aura la principale place dans cette période de la vie scientifique ; or les lésions de l'appendice au cours de la scarlatine ont frappé un si petit nombre d'auteurs que l'énumération en serait bien rapide : mais nous pensons qu'il y a grand intérêt à faire avant tout œuvre critique dans l'historique d'une question, et nous voudrions montrer que si le mot d'appendicite n'a pas été prononcé, du moins de nombreux faits cliniques au cours de la scarlatine rapportés par différents auteurs, doivent y être rattachés.

Nous ne referons pas l'historique connu de la scarlatine ; nous n'avons nullement l'intention de discuter ici si Hippocrate l'a connue, si c'est bien elle que Coytlard de Poitiers a décrit en 1578 sous le nom de fièvre pourprée épidémique, ou si la description d'Ingrassias en 1556, celle de Sennert ou de Sydenham en 1654, répondent bien à la scarlatine. Mais nous voudrions essayer de montrer les observations qu'on peut rapprocher du point particulier qui nous occupe, dans les différents auteurs depuis Bretonneau.

Celui-ci en effet fait une description magistrale de l'épidémie meurtrière qu'il observa à Tours, et insiste en particulier sur l'abondance des vomissements ; nous verrons plus loin l'importance symptômatique qu'on peut leur attribuer.

Noirot en 1847 dans son histoire documentée de la scarlatine décrit une forme de scarlatine gastrique qu'il nous paraît intéressant de rapporter ici. « Voici les caractères qu'on peut lui assigner ; dès l'invasion : anorexie, langue chargée, gonflement de l'estomac, nausées et vomissements, constipation ou diarrhée, frissons modérés, chaleur vive, soif intense, céphalalgie etc... ». et plus loin « J. Franck, dit-il, dit également que l'inflammation peut se transmettre à l'estomac. On doit craindre, la phlegmasie de l'estomac quand *l'abdomen est tuméfié et sensible au toucher* ». — Mais Noirot rattache tous ces faits à la phlegmasie interne.

Trousseau, dans ses cliniques, rapporte l'observation d'une jeune américaine qu'il vit avec le Dr Bigelow et qui mourut dans la journée ; elle avait des vomissements incessants, une fièvre intense, le ventre ballonné et une éruption qui permit de faire le diagnostic de scarlatine.

Les traités d'alors, ceux de Rilliet et Barthez, H. Roger

et Cadet de Gassicourt, ne nous donnent aucun renseignement important : ils insistent sur les vomissements incessants, et les symptômes intestinaux graves dans certains cas, mais n'attribuent aucune valeur pathogénique spéciale à ce symptôme.

Grisolle en 1865 dans son traité de Pathologie interne, mentionne que jamais après la scarlatine on ne trouve d'intumescence des ganglions mésentériques. Mais les complications abdominales ne lui échappent pas et il écrit notamment au chapitre Traitement, que si *quelque complication abdominale* rendait l'emploi des purgatifs impossible, il faudrait combattre l'angine par des révulsifs cutanés, et surtout un large vésicatoire appliqué à la nuque.

Stedman en 1876 rapporte une observation capitale de scarlatine compliquée de typhlite le septième jour : à l'autopsie on trouva du pus dans le péritoine et vingt ans avant l'ère de l'appendicite, cet auteur rapporte à la perforation de l'appendice la lésion qu'il trouva ; cette observation que nous publions (Obs. XX) vient, de par sa précision et sa date, singulièrement à l'appui de nos assertions.

Aitken en 1884 rapportant un cas de pleurésie au cours de la scarlatine note en passant que l'épanchement péritonéal est bien plus fréquent.

Gehrardt, en 1890, dans son traité des maladies de l'enfance, signale mais sans s'y arrêter que la péritonite aiguë peut compliquer la scarlatine.

Caiger, en 1891, et E., N. et W. S. Nason en 1892, publient en Angleterre des observations de scarlatine accompagnée de symptômes gastro-intestinaux aigus ; il s'agissait notamment dans un cas d'un enfant qui mourut si rapidement avec des phénomènes d'empoisonnement (douleurs atroces au niveau du ventre avec contracture des muscles abdominaux) qu'on ne rattacha ce cas à la scarlatine, que parce que le lendemain un autre enfant fut pris de symptômes analogues, mais avec une éruption franche.

Arthur de Vœ à New-York, en 1901, rapporte aux toxines gastro-intestinales de la scarlatine la température élevée qu'on y observe parfois, et nous verrons plus loin que dans la thèse que nous soutenons, cette pathogénie ne saurait être rejetée, si l'on veut bien comparer les faits.

Mais c'est Simonin, qui en 1901 dans une importante communication à la Société médicale des hôpitaux de Paris montra la fréquence des réactions appendiculaires au cours des différentes maladies infectieuses, et en particulier de la scarlatine : il publie cinq observations que nous rapportons plus loin, toutes terminées par la guérison où on put au cours de la scarlatine réveiller à la palpation une vive douleur au point de Mac Burney, et il décrit ces faits sous le nom d'appendicite catarrhale latente. Mais s'il eut le très grand mérite d'attirer l'attention sur cette localisation de diverses maladies infectieuses, il en donna comme, nous verrons plus loin, une pathogénie qui ne nous parait pas répondre à la généralité des faits. Presque à la même époque Jalaguier dans la nouvelle édition du Traité de Chirurgie signale la scarlatine comme susceptible d'engendrer l'appendicite.

Roger, en 1902, dans son volume sur les maladies infectieuses ne signale pas de scarlatine compliquée d'appendicite, mais il donne très justement, comme nous verrons, les raisons théoriques qui doivent y faire songer.

Bardon vient en 1903, dans une intéressante thèse, soutenir l'importance du rôle étiologique des maladies infectieuses dans l'appendicite.

Les thèses de Charpentier, de de St-Paul sur les statistiques de la scarlatine à l'hôpital Trousseau et à l'hôpital des Enfants-Malades contiennent des faits intéressants.

Dans le consciencieux travail de de St-Paul qui date de 1904, celui ci rapporte que sur 339 cas observés en 1903 aux Enfants-Malades, il y eut une mortalité générale de 10, 6 % dont 2,3 % dus à des symptômes gastro-intestinaux, proportion considérable, si l'on veut bien réfléchir un peu, et six de ses observations décrivent le tableau clinique de l'appendicite, sans en prononcer le nom nettement.

Il en est de même de Hunter qui en 1906, publia en Angleterre une observation de scarlatine grave ayant amené la mort par phénomènes intestinaux prédominants.

Enfin en 1907, après notre communication à la Société de Pédiatrie, Veau apporta trois observations d'appendicite post-scarlatineuse, et insiste comme nous sur l'utilité de rechercher la scarlatine dans les antécédents des appendiculaires.

Tels sont les travaux qui nous permettent de dire que si les lésions de l'appendice au cours de la scarlatine n'avaient pas encore été expressément signalées jusqu'ici, du moins nombre d'auteurs en avaient, sans le savoir, constaté les manifestations cliniques.

CHAPITRE II

Pathogénie des réactions appendiculaires dans la scarlatine.

L'examen des différentes observations de scarlatine à manifestations intestinales, nous a déjà permis de voir que si le mot de lésion appendiculaire n'avait que bien rarement été prononcé dans la scarlatine, du moins son expression clinique n'avait pas échappé, sans qu'on la rattache à sa véritable cause ; sa notion théorique avait au contraire été nettement posée. Roger l'a bien synthétisée en écrivant ce qui suit, après maints examens négatifs de l'appendice au cours de la variole et de la rougeole « cependant, dit-il, il ne faut pas exagérer l'importance de ces résultats négatifs ; il est seulement nécessaire de poursuivre des recherches plus nombreuses pour déterminer la valeur d'une hypothèse qui d'ailleurs cadre si bien avec les données de la pathologie générale ».

Ce n'est point ici le lieu de discuter les hypothèses aujourd'hui presque partout battues en brèche de Dieulafoy quand il attribue les lésions de l'appendice à la formation d'une cavité close, prenant l'effet pour la cause, ou celle de Talamon qui implique la présence d'un corps étranger. Mais nous voulons insister sur ce fait déjà noté par Sahli, par Tripier et Paviot, par Simonin que c'est la structure même de l'appendice qui fait qu'il réagit ou peut réagir dans toutes les affections qui touchent le tissu lymphoïde. Nous croyons que contrairement aux assertions de Simonin, le régi e lacté ne saurait être mis en cause pour la scarlatine ; la stase fécale, qu'il provoque pour cet auteur est déjà discutable, et d'autre part les faits cliniques ne sont guère en faveur de cette hypothèse. Il en est de même du streptocoque, qui ne saurait être la cause initiale d'une détermination appendiculaire au cours de la scarlatine, si du moins nous nous en rapportons à l'observation II, où nous trouvâmes du coli-bacille à l'état de pureté dans le pus d'un appendice scarlatineux. Mais nous croyons que Simonin lui-même explique nettement pourquoi dans la scarlatine nous devons trouver l'appendice toujours atteint quand il écrit « ganglion tubulé, plongé dans du tissu cellulaire, irrigué par des vaisseaux sanguins, abordé par de nombreux lymphatiques, en rapport d'un côté avec une muqueuse souvent irritée, de l'autre avec une séreuse éminemment inflammable, l'appendice est fatalement condamné à être le siège de congestions fréquentes, d'inflammations aiguës ou chroniques, tantôt plastiques et sclérosantes, tantôt ulcéreuses, suppuratives ou nécrosantes suivant les fluctuations de la lutte des formations lymphatiques et de leurs substratum contre les germes et leurs toxines ».

Ainsi et avant tout, nous devons insister sur ce fait que l'appendice est en tous points un organe essentiellement lymphatique, il en remplit les fonctions et de par sa structure il doit réagir et réagit en fait devant l'infection scarlatineuse. Sahli de Berne n'appelle-t-il par au congrès de Munich de 1895 l'appendice l'amygdale intestinale et l'appendicite l'angine de l'appendice iléo-cœcal. Ceci est vrai surtout et avant tout dans la scarlatine : Celle-ci est de toutes les maladies celle qui atteint le plus tout l'appareil lymphoïde ; l'état de l'appendice est en tous points comparable à celui de l'amygdale. De même que dans la scarlatine, il y a toujours amygdalite avec adénopathie, de même il existe toujours de l'angine appendiculaire avec adénite ou péri-adénite. La scarlatine peut d'ailleurs atteindre les ganglions d'une façon prédominante, et si l'on se rappelle que l'angine avec adénopathie est constante au début de la scarlatine, que le bubon est une des cinq plus fréquentes complications de cette affection, on admettra facilement que l'appendice soit toujours touché au cours de la scarlatine : les vomissements constants du début qu'on ne rencontre ni dans l'angine herpétique, ni dans la diphtérie ni dans la rougeole peuvent être considérés comme la signature de la lésion appendiculaire. Mais de même que l'angine rétrocède après la maladie, de même on peut concevoir que la lésion de l'appendice puisse disparaître ; mais la disposition même de ce cul-de-sac explique que le plus souvent il en reste un souvenir qui pourra être le point de départ de crises appendiculaires classiques ultérieures.

Ainsi donc la scarlatine touche primitivement l'appendice et nous sommes conduits à admettre, après Tripier et Paviot, que l'infection se fait par voie sanguine. Nous croyons donc que ces derniers ont raison quand ils réfutent l'opinion de Jalaguier et de Merklen, qui tout en considérant l'appendicite comme une affection relevant de cause générale, supposent cependant que la localisation de la lésion a lieu par le fait de l'exaltation de virulence des germes contenus dans l'appendice à l'état latent sous l'influence d'une maladie générale. S'il en était ainsi, on ne pourrait expliquer que la lésion appendiculaire soit comme nos observations le montrent, un fait constant dans la scarlatine : on ne doit pas selon nous, pour cette maladie, admettre comme le fait Hutinel pour la rougeole que c'est en tant qu'affection générale qu'elle retentit sur un appendice malade antérieurement. Contrairement à ce qu'écrit Delacour, il n'est pas nécessaire que les malades atteints de scarlatine soient des « appendiculaires en puissance » pour que leur appendice réagisse dans cette maladie.

Du reste, comme le disent très bien Tripier et Paviot, aucune preuve de cette exaltation de virulence n'a été fournie, et il ne s'agit là que d'une pure hypothèse que viennent détruire tous les faits expérimentaux. Letulle n'a-t-il pas rappelé qu'il y a une appendicite éberthienne réalisable pour une infection généralisée sanguine, une heure après l'inoculation expérimentale suivant les observations de Dominici ; et Mosny aurait déterminé chez le lapin des lésions d'appendicite par des inoculations de toxines diverses.

On pourra ainsi s'expliquer que toutes les formations lymphatiques de l'intestin puissent être lésées dans l'infection scarlatineuse, et Vieillard fait erreur, croyons nous, lorsque dans sa thèse sur les « crises douloureuses abdominales en rapport avec le purpura », il attribue dans deux observations de scarlatine les symptômes péritonéaux

qu'il observe au purpura discret et tardif qui se manifesta ; il nous semble beaucoup plus conforme aux données pathogéniques de les rattacher aux lésions de l'appendice et des follicules intestinaux.

L'infection par voie sanguine cadre d'ailleurs tout-à-fait avec la lésion histologique elle-même : Talamon a en effet justement combattu l'opinion des cliniciens américains qui avaient tendance à admettre l'existence d'une phlegmasie localisée aux couches les plus superficielles de la muqueuse et a démontré que l'inflammation la plus légère était pariétale, c'est-à-dire qu'elle occupait toute l'épaisseur des parois.

Dans l'appendice, comme au niveau de tous les organes une première inflammation constitue une cause prédisposante pour de nouvelles atteintes : c'est vrai au premier chef pour la scarlatine, et il persiste souvent après elle si nous nous en rapportons à l'observation XXVII des lésions histologiques indiquant la persistance d'une inflammation chronique latente.

Ceci nous amène à nous demander quel rôle la scarlatine peut jouer dans l'appendicite familiale : nous connaissons à ce sujet un fait particulièrement intéressant : dans une famille de cinq enfants, trois présentèrent à un moment donné une poussée d'appendicite, que l'on catalogua appendicite familiale. Or ces trois enfants seuls avaient eu la scarlatine au cours d'une épidémie antérieure. Nous croyons donc qu'il serait instructif de rechercher toujours la scarlatine dans les antécédents des appendiculaires et en particulier en présence d'appendicite familiale : ce que Faisans, Merklen, Siredey ont dit de la grippe serait sans doute également vrai de la scarlatine : il est à prévoir que de même qu'après une épidémie de grippe, on voit se multiplier les cas d'appendicite, de même les épidémies de scarlatine comme celle de l'année 1907 pourront être cause de nombreuses appendicites ultérieures.

Nous n'avons pas eu dans tout ce qui précède l'intention de nier d'une façon absolue l'influence que des lésions antérieures, des corps étrangers peuvent jouer dans la pathogénie de l'appendicite scarlatineuse ; nous en rapportons même une observation très nette (Obs. XVIII) : mais nous croyons que ces faits constituent l'exception et non la règle, comme le voudrait Merklen et que l'appendicite chronique est une cause adjuvante et non déterminante.

Nous ne voudrions pas clore ce court chapitre de pathogénie, sans montrer comme la pathologie est une, comment ce que nous avançons pour la scarlatine peut en effet entrer en parallèle avec ce qui a été dit des végétations adénoïdes, de l'angine, de la syphilis, et en recevoir comme une nouvelle confirmation.

Delacour a déjà insisté sur les relations qu'il pouvait y avoir entre les végétations adénoïdes de l'appendicite, toujours par suite de la similitude de structure.

De même l'angine a été souvent observée comme point de départ d'une crise d'appendicite. En 1891, Rowland Humpheys dans le *British medical journal* rapportait un fait de pérityphlite succédant à une angine grave ; de même Brazil, Adrian, Sonnenburg, Weber, Simonin. Lejars en 1904 appelle de nouveau l'attention sur cette corrélation entre l'amygdalite et l'appendicite ; il rapporte une observation personnelle d'une malade de dix-neuf ans qui, au cours d'une angine pultacée présenta de tels symptômes abdominaux qu'une intervention fut pratiquée d'urgence et on trouva l'appendice contenant du liquide fécal, avec une muqueuse tuméfiée, tomentée et semée d'un piqueté hémorragique. Rejetant d'ailleurs l'opinion de Kretz qui admet que dans ces cas les microbes originaires du foyer amygdalien seraient charriés jusque dans l'intestin et provoqueraient ainsi l'infection d'un appendice prédisposé, Lejars invoque volontiers l'infection à distance par voie sanguine.

Les relations de la syphilis et de l'appendicite ont été mises en évidence et méritent également d'être rapprochées de ce qu'on observe dans la scarlatine. La syphilis a en effet une grande tendance à se localiser au tissu lymphoïde ; le Pr Gaucher, en 1904, a pu en se basant sur des statistiques nombreuses, affirmer la parenté fréquente entre l'appendicite et la syphilis héréditaire ; et le fait que Fouquet récemment a pu déceler la présence de trépomènes pâles de Schaudinn dans l'appendice d'un fœtus hérédo-syphilitique, vient à l'appui de cette opinion.

Les réactions appendiculaires au cours de la syphilis secondaire signalées pour la première fois par Horwitz en 1898, puis par Brionval en 1901, ont été récemment mises en évidence par Bord. Ce dernier insiste sur ce fait que c'est à cette période de la syphilis que se manifeste dans tout l'organisme une réaction marquée du tissu lymphoïde, et il l'a retrouvée dans douze cas qu'il rapporte.

Nous devons donc retenir de toutes ces données pathogéniques deux points importants pour les constatations cliniques que nous avons faites dans la scarlatine : l'appendice, « amygdale abdominale » réagit comme le tissu lymphoïde de la tonsille, et l'infection se produit avant tout par voie sanguine.

CHAPITRE III

Anatomie et histologie pathologiques.

Au cours de la scarlatine, l'appendice, comme nous l'avons dit, présente des lésions *constantes* : encore une fois nous ne prononçons pas le mot d'appendicite, nous nous gardons d'affirmer que toutes les scarlatines s'accompagnent de réactions appendiculaires appréciables cliniquement ; mais dans toutes les autopsies de scarlatine qu'il nous a été donné de faire, même dans le cas où la cause de mort était bien déterminée (broncho-pneumonie, ganglion ouvert dans la trachée, etc), nous avons trouvé des lésions appréciables aussi bien macroscopiquement que sur des coupes histologiques.

Ces lésions sont particulières à la scarlatine ; et pour le montrer nous avons examiné par comparaison des appendices d'enfants morts de rougeole ou de diphtérie : or nous n'y avons jamais trouvé de lésions macroscopiques ; du reste L. G. Simon qui a examiné tous les appendices des diphtériques pendant une année à Aubervilliers, y a relevé seulement des lésions histologiques identiques à celles qu'il a retrouvé sur tout l'appareil lymphoïde de l'intestin.

Si d'autre part les auteurs avant nous sont muets sur les lésions anatomiques si faciles à voir de l'appendice au cours de la scarlatine, c'est que jamais dans les autopsies on n'a examiné systématiquement l'appendice. Ces lésions sont tellement identiques que les coupes que nous avons faites des divers appendices scarlatineux que nous avons recueillis étaient absolument semblables et superposables.

§ I. *Lésions appendiculaires et péri-appendiculaires macroscopiques.*

1° *Lésions appendiculaires.* Macroscopiquement quand on examine la région de l'appendice on est frappé de le trouver souvent non plus libre, mais adhérent au cæcum soit dans sa totalité, soit seulement par l'extrémité ou une portion de son trajet. On est en droit de se demander si ces adhérences tiennent à une inflammation récente où la scarlatine a la part principale, ou si au contraire ce serait la preuve que cette affection réveille des lésions dont le début est antérieur ; mais dans la plupart de nos observations où l'appendice fut trouvé adhérent, on ne relevait dans les antécédents aucun symptôme intestinal, ou aucune maladie infectieuse antérieure, capable d'être incriminée pour la pathogénie de la lésion actuelle. Le volume et la longueur sont variables ; il n'est pas rare de trouver un appendice de volume normal, mais très long, comme par exemple celui que nous avons présenté à la Société de Pédiatrie (Obs. III).

La *coloration* est assez rarement normale ; le plus souvent de fines arborisations vasculaires s'observent soit sur toute la longueur de l'organe, soit seulement à la partie initiale, ou surtout à la pointe ; le piqueté hémorragique est d'ailleurs encore plus facile à constater du côté de la muqueuse. La *consistance* est de même essentiellement variable, selon l'épaisseur de la paroi et le degré des altérations ; exceptionnellement on a par la palpation la sensation de corps étranger.

A la coupe longitudinale, la lumière n'est pour ainsi dire jamais intacte ; on trouve presque toujours soit des matières fécales ayant franchi la valvule, soit du muco-pus en quantité appréciable (Obs. II à VIII) ; mais la perméabilité persiste toujours, ce qui, jusqu'à un certain point, explique la rareté de la grande colique appendiculaire au cours de la scarlatine. La muqueuse est dépolie, avec par places un piqueté hémorragique très net, plus abondant vers la pointe. Mais on ne trouve en aucun point la transformation fibreuse qu'on remarque dans l'appendicite chronique.

2° *Lésions péri-appendiculaires.*) Dans un grand nombre de cas, nous trouvâmes dans l'abdomen ou le petit bassin du *liquide* louche (Obs. I, III, V, VI), indiquant la réaction inflammatoire soit de l'appendice, soit de son méso. La quantité en était toujours minime, et il nous a paru qu'il ne pouvait s'agir d'ascite vraie, la lésion appendiculaire étant la seule que nous ayons pu relever dans l'abdomen, pour expliquer la présence de ce liquide.

b) Ganglions du méso-appendice. La lésion macroscopique la plus importante au cours de la scarlatine est certainement la présence *constante* de ganglions dans le méso- appendice. Ces ganglions sont généralement multiples, de cinq à huit, volumineux de la grosseur d'une lentille, rouges, tomenteux, enflammés.

Et ceci vient à l'appui de ce que nous voulons montrer : à savoir que l'appendice se comporte comme l'amygdale. A l'adénite accompagnant l'inflammation des tonsilles peut se superposer l'adénite accompagnant l'inflammation de l'appendice.

§ II. *Lésions appendiculaires et péri-appendiculaires microscopiques.*

Microscopiquement les lésions ne sont pas moins apparentes : on y trouve la preuve qu'il s'agit de lésions récentes ; on y constate en effet des marques d'inflammation diffuse dominant dans le système lymphatique : sans reproduire ici la très belle étude que Letulle et Weinberg ont faite de l'appendicite, nous devons rappeler que c'est là le caractère essentiel qu'ils donnent : la folliculite aiguë est constante dans les lésions récentes.

Le *péritoine* est souvent épaissi, et on y rencontre parfois un dépôt souvent minime de fibrine.

Le tissu sous-péritonéal est en général infiltré, et on y trouve des polynucléaires plus ou moins nombreux.

La *couche musculaire* est hypertrophiée et est dissociée par places par une infiltration de cellules lymphoïdes.

Les *vaisseaux* sont tantôt normaux, tantôt dilatés : la dilatation peut, en certains points, acquérir un volume considérable, et quelques vaisseaux présentent alors dans leur lumière un caillot en voie d'organisation.

La sous-muqueuse est souvent le siège d'un œdème plus ou moins accentué ; en de multiples points la muscularis mucosæ peut être soulevée et détruite par du tissu lymphoïde très abondant (Obs. II, III, IV, V,).

Mais la véritable lésion siège au niveau de la *muqueuse* On sait que le muqueuse de l'appendice normal est revêtue d'un épithélium cylindrique simple, elle présente des glandes en tube simple ou ramifié, moins nombreuses que dans le cœcum, par exemple. Les cellules de l'épithélium de revêtement et des tubes glandulaires sont identiques ; avec un corps protoplasmique très allongé, un noyau ovalaire occupant la portion la plus reculée de l'élément.

Or la lésion caractéristique de la muqueuse est due à une hypertrophie du tissu lymphoïde ; les follicules sont bien plus volumineux que normalement ; le sinus périfolliculaire devient très apparent et est souvent bourré de leucocytes. Les follicules entourent les glandes, les isolent, arrivent par place à la périphérie de la muqueuse ; en certains points même le revêtement muqueux a disparu, et on peut constater des ulcérations d'ailleurs très limitées, mais ce sont là des lésions qui nous ont paru relativement rares. Au contraire, nous avons presque toujours rencontré des follicules lymphoïdes en voie d'abcédation : il semble que là encore ce soit autour des lymphatiques qu'on constate la résaction des cellules fixes tuméfiées et se multipliant par mitose, comme l'ont constaté Siredey et Leroy dans l'appendicite aiguë. Dans la scarlatine, plus que dans tout autre cas, la lésion dominante de l'appendice, est, selon l'expression de Brun et Veau pour toutes les appendicites aiguës, une adéno-lymphangite.

2° *Lésions péri-appendiculaires microscopiques : gan-*

glions : L'examen histologique des *ganglions* montre qu'ils sont en pleine réaction inflammatoire : la substance corticale aussi bien que la substance médullaire est extrêmement hypertrophiée, les follicules lymphatiques sont très volumineux et se multiplient rapidement, les vaisseaux sont extrêmement dilatés.

§ III. *Evolution anatomique des lésions.*

Tel est, selon nous, la lésion constante macroscopique et microscopique de la scarlatine ; elle diffère peu, on le voit, des lésions histologiques classiques de l'appendicite aiguë, et c'est surtout l'abcèdation des follicules clos et l'hypertrophie ganglionnaire qui la caractérisent.

Est-elle susceptible de rétrocéder anatomiquement ? Nous croyons que dans le plus grand nombre de cas, les ganglions diminuent rapidement de volume et pour les follicules abcèdés se cicatrisent ; il se passe au niveau de l'appendice ce qui existe au niveau de l'amygdale ; après l'angine la tonsille reprend un volume normal et les ganglions qui l'accompagnent diminuent, mais peuvent persister plus ou moins longtemps.

Après la scarlatine, l'appendice doit pouvoir guérir, ne gardant de cette première infection qu'une prédisposition plus grande à une inflammation nouvelle sous l'effet d'une cause également nouvelle.

On pourrait objecter que ceci n'est qu'une vue de l'esprit ; il faudrait en effet pouvoir examiner histologiquement les appendices de sujets morts quelques mois ou quelques années après une scarlatine, ce qui est une condition difficile à trouver. Cependant dans une de nos observations (Obs. XXIX), il s'agit d'une malade qui ayant présenté une réaction clinique vive au niveau de l'appendice au cours d'une scarlatine fut opérée trois mois plus tard à froid par notre maître Routier qui nous confia l'appendice. On le trouva encore adhérent et contenant trois ganglions dans son méso, mais ces ganglions étaient tout petits, gros comme une tête d'épingle, comme affaissés et à la coupe, visiblement en état de régression. L'appendice contenait des matières fécales, mais l'examen histologique, s'il montra encore des abcès de follicules lymphoïdes, permit de constater en d'autres points desfollicules cicatrisés.

§ IV. *Bactériologie.*

Il eut été intéressant de voir quels microbes on pouvait rencontrer dans les follicules abcédés, ou dans le pus ou le muco-pus de l'appendice même ; mais c'est une recherche qu'il est presque impossible de faire en en tirant un bénéfice quelconque, étant donné que tous les appendices qu'il nous était donné d'examiner et de comparer étaient pris au moins vingt-quatre heures après la mort : la pullulation microbienne eût ôté toute valeur à nos constatations. Cependant, dans un cas (Obs. II) où nous pûmes recueillir du pus, l'examen direct et l'examen après culture nous ont montré qu'il s'agissait de coli-bacille à l'état de pureté.

Telles sont résumées les lésions de l'appendice que nous avons pu relever dans tous nos cas de scarlatine, dans ceux même où la cause de mort était bien établie (Obs. I, II, III).

§ V. *Lésions de l'appendicite scarlatineuse.*

Nous devons maintenant dire quelques mots des appendicites scarlatineuses, c'est-à-dire des cas où l'appendicite fut appréciable cliniquement, ou même domina tout le tableau clinique (Obs. XVI, XVII, XXIX, XXXI).

On ne sera pas étonné que dans tous ces cas les lésions macroscopiques ou microscopiques ne diffèrent en rien de celles qu'on rencontre au cours de toutes les appendicites aiguës : ou bien on peut rencontrer des appendices adhérents, en situation normale ou non, avec une réaction péritonéale vive ; ou bien même, quand l'appendicite revêt la forme perforante (Obs. XX, XXXI) on trouve l'appendice sphacélé avec un épanchement purulent abondant ; en somme anatomiquement — et c'est pourquoi nous n'y insisterons pas davantage — il n'y a, comme on le pouvait facilement prévoir, aucune différence entre les appendicites vraies de la scarlatine et les appendicites aiguës dues à d'autres causes ; et dans la scarlatine, toutes les formes peuvent se rencontrer.

Mais nous croyons toutefois devoir remarquer que dans ces cas aigus l'inflammation des ganglions du méso-appendice est la règle, ce caractère étant le seul qui puisse paraître un peu spécial à la scarlatine même.

CHAPITRE IV

Etude clinique. — Lésions appendiculaires de la scarlatine. Scarlatine et appendicites.

Nous ne voulons ici décrire les symptômes de la scarlatine et de l'appendicite que dans ce que l'une ajoute ou modifie dans le tableau clinique de l'autre.

Nous montrerons d'abord quels sont les symptômes observés dans la scarlatine qui nous paraissent en rapport avec les lésions que nous avons décrites dans l'appendice au cours de cette maladie ; nous étudierons ensuite à part les appendicites vraies de la scarlatine, celles qu'on diagnostique ou doit diagnostiquer à temps et qui conduisent à une thérapeutique déterminée.

§ 1. *Symptômes cliniques en rapport avec les lésions de l'appendice dans la scarlatine.*

I. Le premier symptôme sur lequel il nous paraît utile d'attirer l'attention, c'est le *vomissement* : on peut en effet affirmer que la scarlatine débute toujours par des vomissements ; ceux-ci sont plus ou moins intenses, plus ou moins répétés, tantôt seulement alimentaires, tantôt bilieux ; mais, le fait essentiel, c'est leur constance. Si l'on veut bien comparer un instant avec les autres maladies infectieuses, on se rappellera que d'une part, en laissant à dessein à part la variole (qui donne sans doute des vomissements, mais s'accompagne, comme l'a montré Roger, de réactions du côté des méninges rachidiennes), ni la rougeole, ni la varicelle, fièvres éruptives, ne s'accompagnent de vomissements dans le cours de leur évolution, c'est même un caractère diagnostic qui a son utilité entre le début de la rougeole et celui de la scarlatine ; d'autre part, ni l'angine diphtérique, ni l'angine herpétique, maladies à localisation tonsillaire ne s'accompagnent habituellement de vomissements.

Sans doute le vomissement est un acte essentiellement réflexe et les recherches de Schiff ont montré le rôle prépondérant que joue le pneumogastrique, dont l'excitation facilite le vomissement, ce nerf étant le nerf moteur des fibres circulaires du cardia. Mais les contractions de l'estomac qui en provoquent l'apparition sont souvent sous la dépendance d'une intoxication, et pour nous l'inflammation de l'appendice n'est peut-être pas étrangère à la constance du vomissement dans la scarlatine. On a dit que le vomissement était un symptôme de toutes les maladies dans lesquelles la température s'élève brusquement : cela est vrai en bien des cas, mais ne pourrait expliquer que même la scarlatine apyrétique débute pas des vomissements.

Nous dirons donc pour conclure que le vomissement du début est *sinon toujours, du moins fréquemment en rapport avec la fluxion appendiculaire de la scarlatine.*

II. D'ailleurs, cliniquement il nous paraît possible dans

bien des cas de déceler la réaction appendiculaire. La plupart des scarlatines, en effet, ayant une évolution bénigne, on s'occupe peu des symptômes légers concomitants. Dans combien de cas constate-t-on une constipation assez considérable sans s'y arrêter ; on prescrit des lavements au malade, et on met cette paresse de l'intestin sur le compte du régime lacté ; c'est même la stase fécale provoquée par le régime lacté que Simonin a cru pouvoir accuser dans la pathogénie de certaines appendicites qu'il a observées dans la scarlatine. Nous-même, en dehors des observations que nous rapportons, (Obs. VIII, X, XII, XIII, XV), avons pu constater ce fait, que beaucoup d'enfants pendant la scarlatine, étaient constipés ; et les constatations anatomiques que nous avons faites nous amènent à nous demander jusqu'à quel point cette coprostase n'était pas en rapport avec l'inflammation de l'appendice.

D'autre part Simonin a bien montré la fréquence relative des *réactions appendiculaires cliniquement appréciables* au cours de la scarlatine et il en rapporte six observations, qu'on trouvera plus loin, sous le nom d'appendicites catarrhales latentes. Nous-même, ayant examiné systématiquement le ventre de nombreux enfants pendant l'épidémie de 1907, avons pu fréquemment relever des symptômes intéressants, en dehors des observations nettes (Obs. VIII, XIV, XV) que nous publions. Les enfants que nous avons examinés, ne présentaient, en effet, pas de douleurs spontanées dans la fosse iliaque droite, et n'appelaient, par suite, nullement l'attention. Mais la palpation profonde a pu réveiller une douleur assez vive, nettement localisée au point de Mac-Burney ; cette douleur était généralement fugitive, passagère, mais se répétait plusieurs fois dans le cours de la période fébrile de la scarlatine.

On sait, d'autre part, combien il est fréquent de voir l'enfant plus ou moins prostré pendant la période fébrile de sa maladie, et comme il est alors malaisé de localiser une douleur quelconque. Beaucoup plus rarement d'ailleurs il nous est arrivé de pouvoir palper l'appendice, ce qui ne doit pas surprendre, puisque dès qu'il est enflammé, le ventre se défend, les muscles se contractent, et la palpation devient impossible. Nous ne voulons pas d'ailleurs insister davantage : on sait que la douleur dans la réaction de l'appendice est extrêmement variable, non seulement dans son intensité, mais aussi dans sa localisation même, et sans en nier la haute valeur quand il est positif, on ne saurait attribuer sans exagérer tout le rôle, au point décrit par Mac Burney.

III. Il nous paraît essentiel maintenant de montrer comment cliniquement la scarlatine peut être modifiée du fait des lésions de l'appendice, et nous pensons qu'il y a intérêt à envisager la relation possible entre ces lésions et le caractère toxique que revêtent certaines formes de scarlatines graves, appelées scarlatines malignes : un enfant entre dans un service d'hôpital avec une éruption de scarlatine généralisée, intense, une température très élevée, un pouls rapide, un facies prostré, une langue sèche, une gorge en très mauvais état, et devant l'intensité des phénomènes généraux, on prononce le mot de scarlatine maligne, et on s'attend à un dénouement fâcheux. Or pour nous, souvent, en dehors de l'infection sanguine scarlatineuse elle-même, c'est la lésion appendiculaire secondaire qui peut être mise en cause pour expliquer certains symptômes. Que si l'on objecte qu'il ne s'agit que d'une simple vue de l'esprit, nous dirons qu'il suffit de se reporter à certaines observations (Observ. III, V, VII notamment) où la seule lésion trouvée à l'autopsie fut celle de l'appendice.

Tout d'abord il nous faut parler de la répétition des vomissements et de leurs caractères; sans vouloir rééditer ce que nous avons dit plus haut, nous croyons devoir insister sur un point particulier ; quand les vomissements du début se répètent d'une façon insolite, d'abord alimentaires, puis bilieux, qu'on fasse prendre du lait au malade ou non, cette intolérance gastrique doit être rattachée à la révolte de l'appendice, et la forme maligne décrite par Sanné sous le nom de forme vomitive de la scarlatine n'est qu'une forme appendiculaire.

Il en est de même des troubles intestinaux intenses qu'on trouve dans certaines scarlatines malignes ; nous ne ferons que mentionner la constipation, dont l'interprétation en faveur de ce que nous soutenons ne saurait rencontrer de sérieuse opposition. Mais les symptômes de diarrhée, au début ou au cours de certaines formes malignes, ne sauraient être invoquées contre notre exposé : il n'est pas rare de voir des malades atteints d'appendicite évacuer au début le contenu de leur gros intestin, et, d'autre part, si l'on en réfère à l'observation XVII où les phénomènes se déroulèrent sous nos yeux, on verra que la diarrhée accompagna pendant les premiers jours une péritonite généralisée d'origine appendiculaire méconnue au point qu'on se rangea à l'hypothèse de scarlatine maligne. L'examen du sang ne saurait donner un moyen utile de différenciation puisque la leucocytose, si fréquente en cas d'intoxication appendiculaire, se retrouve aussi bien dans une scarlatine bénigne.

Les phénomènes généraux, l'hyperthermie et la rapidité du pouls sont par contre, selon nous, en rapport étroit avec ces lésions de l'appendice, et dans toutes nos observations, on constata ces deux faits, alors que l'appendice était le seul organe apparemment lésé. Sans doute il est dilicile d'être absolu en pareille matière, mais il nous semble que tous ces faits plaident en faveur de notre opinion que dans la lésion appendiculaire réside l'origine de la forme toxique de la scarlatine.

Enfin rappelons-nous que la plupart des scarlatines malignes présentent des réactions abdominales douloureuses ; même dans l'état de prostration absolue, on constate que le ventre est tendu, parfois météorisé plus ou moins, et souvent la simple palpation arrache des cris au malade : et le contrôle anatomique nous permet de localiser à l'appendice les soi disant réactions intestinales que les auteurs classiques s'accordent à décrire dans la scarlatine maligne.

En résumé, vomissements, constipation ou diarrhée, hyperthermie, réactions abdominales douloureuses, tels sont les symptômes cliniques des scarlatines malignes qu'il nous paraît juste et même logique de rattacher aux lésions constantes anatomiques de l'appendice que nous avons relevées.

§ 2. *Scarlatine et appendicites.*

Au point de vue clinique, toutes les formes d'appendicites peuvent se rencontrer au cours de la scarlatine, et nous ne comptons pas dans ce chapitre rééditer un exposé qu'on trouvera facilement en se reportant aux excellents articles des traités. Mais nous voudrions montrer les quelques particularités qu'on peut observer du fait de la scarlatine, et du fait de la période de la maladie où apparaît cette complication.

Appendicites coïncidant avec la période fébrile de la scarlatine · Les appendicites diagnostiquées cliniquement au cours de la période fébrile sont naturellement rares : nous en rapportons cependant six observations (Obs. XVI, XVII, XVIII, XX, XXV et XXVII). Cela tient sans doute à ce que d'une part il est compréhensible que la lésion appendiculaire primitive a une évolution lente, à ce que d'autre part les formes légères passent inaperçues au milieu des symptômes alarmants de la période d'invasion de la scarlatine. Et si l'on s'en réfère à nos observations, on verra que toutes ces appendicites reconnues et soignées comme telles étaient des formes mortelles. C'est en se basant sur ces cas qu'évidemment on pourrait admettre qu'il y avait une lésion antérieure de l'appendice qui explique la gravité des formes ; et de fait dans les observations XVIII et XX, les auteurs signalent la présence très nette de coprolithe et de corps étranger dans l'appendice. Mais nous pensons qu'on ne doit pas rapprocher au point de vue du pronostic l'appendicite du début de la scarlatine avec celles de la période d'invasion de la rougeole et de la varicelle, qui surviendrait, selon le Pr Hutinel chez des enfants ayant des lésions antérieures de l'appendice, et dont l'évolution serait essentiellement bénigne.

D'autre part, les auteurs signalent tous la péritonite comme complication de la scarlatine. Et nous rapportons plusieurs observations (Obs. XIX, XXII), qui montrent qu'il y a tout lieu de penser que ces péritonites de cause indéterminée tiennent à l'appendicite. Elles ont un tableau clinique, un début et une évolution semblables et tout plaide en faveur de notre hypothèse.

Les symptômes qui permettent de dépister l'appendicite aiguë de la période d'invasion de la scarlatine sont les vomissements répétés, la douleur, et la réaction de l'abdomen. Les vomissements, en effet, ont attiré de suite l'attention sur la complication intestinale, dans l'observation XVII notamment : d'abord alimentaires, puis bilieux, ils deviennent anormaux par leur fréquence et leur abondance. En même temps l'enfant se plaint vivement du ventre ; le moindre mouvement arrache des cris (obs. XVII et XX). L'abdomen est météorisé, présente de la matité dans les flancs, et on arrive à constater une défense de la paroi généralisée, souvent plus marquée à droite. De plus le facies est péritonéal ; le pouls est misérable, très fréquent, les lèvres fuligineuses, les yeux excavés, le nez pincé. En présence de ces symptômes on ne saurait, en effet, attribuer à la scarlatine seule, si grave soit-elle, de pareils indices; tout au plus pourrait-on songer à une néphrite suraiguë avec urémie : mais l'absence d'œdème, l'absence d'albumine ou la présence d'une quantité seulement minime empêcherait de prolonger la confusion. Nous avons jusqu'à présent à dessein laissé de côté la constipation et l'arrêt des gaz, dans le tableau clinique de ces formes d'appendicite. Il n'est pas rare, en effet, de constater au début une diarrhée profuse qui tient à la réaction séreuse du bout inférieur de l'intestin (Obs XVII) ; mais tôt ou tard on note une constipation opiniâtre (Obs. XXV) qui montre combien peu il faut s'arrêter à la diarrhée du début pour éliminer l'appendicite.

Parfois les symptômes de l'appendicite précèdent de quelques heures l'apparition de l'éruption scarlatineuse (Obs. XXIX).

Pronostic : Ce que nous venons d'exposer nous permet d'être bref sur le pronostic des appendicites du début de la scarlatine. Mais si actuellement il est extrêmement grave cela tient d'une part à ce que jusqu'ici seule l'attention était attirée sur les appendicites à cortège imposant, qui toutes étaient des formes perforantes, et, d'autre part, à ce qu'on reculait trop facilement jusqu'à présent devant l'intervention hardie qui seule comme nous le verrons, pourrait sauver le malade (Obs. XXVII).

II. *Appendicites de la période apyrétique de la scarlatine* : L'appendicite, une fois les phénomènes généraux du début de la scarlatine terminés, est sinon plus fréquente du moins plus facile à dépister qu'à la période précédente de la maladie. Elle apparaît tantôt dès le début de la desquamation (Obs. VIII, IX, XI, XV), tantôt après le quinzième jour (Obs. XIII, XXVI), sans qu'on soit en droit d'en tirer la moindre conclusion pratique. Il ne semble pas que le régime suivi ait une influence quelconque bien que dans un cas (Obs. XXXI) on vit la crise éclater le lendemain même du jour où on avait cessé le régime lacté absolu. Toutes les formes d'appendicite peuvent d'ailleurs être observées; parfois le malade n'a qu'une réaction minime et passagère que révèlent un peu d'élévation de température, une douleur nette au point de Mac-Burney avec légère défense de la paroi (Obs. IX, X, XI) : ce sont ces formes auxquelles Simonin donne le nom d'appendicites catarrhales latentes, et qui, pour lui, ont une pathogénie analogue à celles qu'il retrouve dans toutes les maladies infectieuses, l'érisypèle et les oreillons notamment ; tantôt on observe la grande colique appendiculaire : le malade de Routier (Obs. XXVIII) dont la scarlatine avait passée inaperçue est pris subitement d'une violente douleur dans la fosse iliaque droite, la température s'élève, le pouls s'accélère, le malade a des vomissements répétés : l'examen du ventre montre, outre la douleur, un peu de météorisme et de la défense de la paroi, le traitement médical, glace sur le ventre, repos de l'intestin, amène la sédation des symptômes et tout rentre bientôt dans l'ordre : et cependant dans l'intervention faite à froid ultérieurement, on trouve l'appendice malade avec de gros ganglions dans son méso.

Dans d'autres cas, l'appendicite revêt une forme plus grave : le malade opéré avec succès par Chevassu (Obs. XXVI) présente au dix-huitième jour de sa scarlatine une appendicite d'ailleurs grave, avec vomissements et nausées répétées ; malgré la diligence avec laquelle on applique le traitement médical, l'empâtement de sa fosse iliaque droite persiste, de même que la fièvre et la douleur, et à l'intervention, on trouve une péritonite enkystée avec appendice perforé.

Enfin à la période apyrétique de la scarlatine on peut également observer l'appendicite gangréneuse ; l'observation XXXI en est un bel exemple. Un enfant qui paraissait faire une scarlatine normale est pris subitement de fièvre, frissons, vomissements ; du côté de l'abdomen on note une réaction intense ; le pouls devient mauvais, le facies grippé, péritonéal, et l'intervention heureusement pratiquée d'urgence conduit sur un appendice sphacélé avec péritonite généralisée.

Nous ne voulons pas insister davantage sur ces formes cliniques qui n'ont rien de spécial à la scarlatine, mais nous tenons une fois de plus à attirer l'attention sur la gravité de cette complication, bien peu étudiée jusqu'ici dans la scarlatine.

Pronostic : Il nous est de même impossible d'établir un pronostic quelconque sur l'appendicite à la période apyrétique de la scarlatine : il dépend, on le conçoit, avant tout, de la forme clinique qu'elle revêt.

III. *Appendicites après la scarlatine :* Au point de vue clinique, on pourrait de prime abord trouver une certaine hardiesse à présenter une telle affirmation, sans doute, dans l'observation XVII, on ne trouve pas de lien bien net entre la poussée appendiculaire survenue cinquante jours après la scarlatine, et la scarlatine elle-même. Cependant nous croyons être en droit de raisonner par analogie ; dans presque tous les cas en effet (Obs. XXIII, XXIV, XXV) les malades qui font des poussées quelque temps après une scarlatine ont conservé des lésions d'appendicite chronique : on note que ces enfants se plaignent par moment du ventre depuis leur scarlatine, et qu'auparavant bien réglés, ils présentent une constipation habituelle.

Tantôt les lésions s'éteignent, et les malades ne restent plus que des prédisposés ; tantôt pour un motif quelconque généralement inaperçu, ils font une crise d'autant plus grave qu'elle survient sur un terrain déjà préparé (Obs. XXIV).

Ce que nous venons de dire conduit à des déductions pratiques, qui commandent une surveillance attentive des fonctions intestinales des malades après la scarlatine.

Le *pronostic* y est d'ailleurs étroitement rattaché, et sans doute le malade de Brun (Obs. XXIV) eut gagné à une intervention plus précoce.

Nous ne voudrions pas terminer ce chapitre clinique sans revenir sur la parenté que peut, selon nous, revêtir la *scarlatine avec l'appendicite familiale.* Sans doute la scarlatine joue dans ce cas le même rôle que les infections déjà signalées, comme la grippe par Faisans. Mais nous croyons qu'il serait intéressant dans les cas d'appendicite de rechercher la scarlatine dans les antécédents personnels. Notre collègue Périer nous a signalé le cas d'une famille dans laquelle deux filles eurent la scarlatine ; l'une d'elles eut sa poussée pendant la scarlatine, et le Pr Terrier dut intervenir d'urgence ; l'autre fit une appendicite quelque temps après et ne fut d'ailleurs pas opérée : voilà donc un cas bien net, à rapprocher de celui que nous rapportons plus haut, et où l'appendicite familiale s'identifie avec l'appendicite scarlatineuse. Encore une fois c'est une hypothèse que nous croyons fondée et qui cliniquement mérite le même rapprochement que celui que nous avons fait dans notre étude pathogénique avec la grippe, les végétations adénoïdes et la syphilis.

CHAPITRE V

Traitement.

Comme nous avons essayé de le montrer dans les différentes parties de notre travail, en dehors des appendicites scarlatineuses à manifestations cliniques évidentes, les lésions de l'appendice peuvent jusqu'à un certain point influer sur l'évolution de la scarlatine. Nous voudrions donc dans ce chapitre montrer d'abord comment en présence du rôle possible des lésions de l'appendice dans la genèse des accidents toxiques de certaines scarlatines, on doit concevoir le traitement de ces scarlatines, puis indiquer le traitement des appendicites diagnostiquées en clinique et discuter la valeur et le moment de l'intervention.

§ 1. *Influence des lésions appendiculaires sur le traitement de la scarlatine,*

Le traitement habituel de la scarlatine répond à deux indications : lutter contre l'infection du pharynx et les complications locales possibles d'otite et de bubon, et l'infection à distance par les lavages répétés de la gorge : éviter les lésions du rein et favoriser l'élimination des déchets toxiques par le régime lacté, au moins jusqu'à l'apyrexie complète et l'apparition franche de la desquamation. En agissant ainsi, on lutte aussi selon nous utilement contre l'infection intestinale, et nous n'insisterons pas davantage sur cette partie du traitement.

Mais nous voulons parler surtout de deux pratiques également employées, même au début des scarlatines bénignes ; les purgatifs et les bains. On a beaucoup exagéré autrefois le rôle des purgatifs et tous les auteurs que nous avons consultés jusqu'en 1890, conseillent de purger les enfants dès le début de la scarlatine comme au commencement de toutes maladies aiguës. Si aujourd'hui le purgatif n'a plus la vogue passée, dans beaucoup de services et dans la pratique courante, beaucoup de médecins le prescrivent dans le début des scarlatines ; si la scarlatine est bénigne, il n'y a souvent aucun inconvénient, mais parfois on peut ainsi amener une réaction appendiculaire. Dans les scarlatines à allure maligne, le purgatif, en raison même de ce que nous avons vérifié à l'autopsie, doit être sévèrement proscrit, alors que c'est dans ce cas qu'il est presque toujours employé.

De même il est de règle pour lutter contre l'hyperthermie de donner des bains à des températures variables aux scarlatineux quand la température atteint ou dépasse 39°, quand les malades sont agités, délirants, ou au contraire profondément prostrés. Nous-même pendant une partie de notre internat nous avons vu suivre et nous avons suivi cette pratique, et nous avons baigné toutes les trois ou quatre heures des scarlatines dont l'évolution paraissait devoir être grave, et dont l'hyperthermie semblait inquiétante. Est-ce à dire que nous sommes disposé à combattre et à proscrire cette pratique ? Assurément non ; mais nous croyons qu'il est du devoir du médecin d'examiner soigneusement la fosse iliaque droite et tout l'abdomen, avant de conseiller les bains dans une scarlatine hyperthermique grave.

Ce n'est pas qu'en effet le bain soit nocif en lui-même et qu'on puisse en nier la valeur thérapeutique, mais il a le grand inconvénient de nécessiter une mobilisation parfois grande du malade, de remuer ainsi plusieurs fois dans la journée en quelque sorte un « appendiculaire en puissance » : Si l'on s'en rapporte à l'observation XVII, où une fillette atteinte de scarlatine diagnostiquée maligne, alors qu'elle avait une appendicite gangréneuse concomitante, fut soumise à la balnéothérapie, on se rendra compte, sans aucun commentaire, que les perpétuels mouvements qu'on lui imposa n'eurent d'autre effet que d'aviver la douleur et de hâter le dénouement.

Aussi croyons-nous qu'en présence d'une scarlatine d'allure maligne il ne faut pas avoir systématiquement recours aux bains, on ne devra pas purger le malade, on se bornera à évacuer le rectum par un lavage sans pression, et on mettra l'intestin au repos.

De même nous pensons qu'on pourrait tirer grand bénéfice d'applications permanentes de glace sur le ventre ; on agirait ainsi préventivement contre l'inflammation appendiculaire, et on combattrait également par ce moyen l'hyperthermie avec efficacité. Avec l'assentiment de notre maître, nous agîmes ainsi dans plusieurs cas et nous pûmes constater un abaissement des phénomènes généraux aussi rapide qu'avec les bains. Dans une observation même (Obs. VIII), nous luttâmes ainsi avec efficacité dans un cas où la scarlatine paraissait devoir être grave mais où nous décelâmes une douleur nette dans la fosse iliaque droite, et l'enfant entra aussi vite en convalescence que dans une scarlatine normale.

Ainsi donc, s'abstenir complètement des purgatifs et des bains, et mettre l'intestin et le corps au repos, en appliquant de la glace sur le ventre, telles sont les déductions que nous sommes conduits à faire pour le traitement des scarlatines à allure maligne.

§ 2. *Traitement général et intervention dans les appendicites de la scarlatine.*

Le traitement des appendicites de la scarlatine tout en restant celui des appendicites en général peut présenter cependant des indications ou des réserves selon la période de la maladie où apparaît cette complication ; nous étudierons donc le traitement selon que l'appendicite se produit pendant la période fébrile, pendant la convalescence ou après la scarlatine.

1. *Appendicite de la période fébrile de la scarlatine* : La difficulté des indications thérapeutiques à cette période tient non seulement aux inconvénients incontestables que peut revêtir la laparotomie en pleine réaction infectieuse mais surtout aux difficultés presque insurmontables, nous l'avons vu, pour faire un diagnostic exact de l'appendicite et encore plus de sa forme.

Sans doute, dans l'observation XVII, où les vomissements, les douleurs abdominales, la défense musculaire, l'état du pouls nous avaient fait songer à l'appendicite, l'intervention précoce seule eût pu sauver la malade, puisqu'il s'agissait d'appendicite gangréneuse. Mais outre que l'on pouvait songer aussi à une scarlatine maligne à forme intestinale en raison de la diarrhée, de l'intensité de l'élément éruptif, combien de chirurgiens eussent consenti à ouvrir le ventre d'une malade dans un pareil état !

Cependant comme l'inaction est la pire des méthodes, nous n'hésiterions plus dans un cas semblable, le traitement médical par le repos et la glace sur le ventre ayant montré par son échec rapide qu'il devait s'agir d'une péritonite généralisée, à conseiller de toutes nos forces l'intervention à chaud. Peut-être aussi se fait-on une idée exagérée des dangers auxquels exposent les interventions dans les états infectieux, la chirurgie n'a de chance de progrès qu'à la condition d'être audacieuse ; et d'ailleurs hésite-t-on à intervenir dans une fièvre typhoïde, et n'a-t-on pas vu, en cas de perforation, l'intervention hâtive permettre la guérison chez des sujets en pleine infection depuis plusieurs semaines ?

Nous concluons donc qu'en présence de symptômes laissant apercevoir la possibilité d'appendicite avec péritonite généralisée, à la période fébrile d'une scarlatine, la laparotomie, et la laparotomie précoce s'impose, sans qu'on doive être arrêté par les symptômes infectieux de la maladie concomitante.

Un fait d'ailleurs vient hautement à l'appui de notre assertion : dans l'observation XXVII, Legueu n'hésita pas à intervenir d'urgence chez un enfant au quatrième jour d'une scarlatine, trouva l'appendice perforé, le réséqua, fit un large drainage et sauva ainsi son malade.

Dans les cas bien entendu où il s'agit d'appendicite simple avec réaction péritonéale localisée, on restera dans l'expectative armée ; on imitera la conduite de Jalaguier (Obs. XXX), on mettra le malade au repos, avec glace sur le ventre ; on maintiendra la diète hydrique jusqu'à la disparition de tout phénomène péritonéal, pour intervenir tout à fait à froid, au moins un mois après la guérison clinique.

Encore une fois en matière d'appendicite, il est impossible de donner une règle de conduite uniforme ; mais nous tenions à montrer une fois de plus qu'il faut être éclectique et savoir parfois être aussi interventionniste que dans d'autres cas temporisateur.

II *Appendicite pendant la période apyrétique de la scarlatine* : Comme nous l'avons vu, c'est pendant la période de desquamation que l'appendicite est la plus fréquente au cours de la scarlatine : c'est peut-être aussi, comme nous l'avons dit, parce qu'à cette période l'apparition de symptômes particuliers, la réascension de température, conduisent plus facilement au diagnostic exact : On peut dire que la desquamation concomitante n'a pas grande influence théorique sur le pronostic de l'intervention : cependant quand on peut attendre, il faut le faire, car on doit toujours placer son malade dans les conditions optima et notre maître Routier qui a l'habitude de toujours intervenir, si possible, dans les vingt-quatre premières heures, en cas d'appendicite aiguë suivit dans un cas (Obs. XXVIII) cette ligne de conduite, la péritonite étant tout à fait localisée.

Au contraire, c'est pour ne pas avoir tergiversé et avoir conseillé l'intervention d'urgence que Guinon sauva le jeune enfant de l'observation XXXI qui présenta au vingt-deuxième jour d'une scarlatine une appendicite avec péritonite généralisée : la desquamation ne gêna en rien l'évolution de la maladie.

Une question plus importante à discuter est celle de savoir si après une crise passagère d'appendicite au cours de la scarlatine, comme nous en rapportons plusieurs observations, on doit toujours conseiller l'intervention. Nous croyons qu'en pareille matière il ne faut pas être trop absolu : si l'on s'en rapporte à notre chapitre d'anatomie pathologique on se rendra compte, en effet, que la fluxion appendiculaire de la scarlatine peut guérir complètement : on sera donc autorisé, si la crise a été légère, si les fonctions intestinales se font à nouveau normalement, si le sujet n'est pas exposé à vivre dans un pays isolé, à attendre et à espérer qu'aucun phénomène appendiculaire ne se produira à nouveau.

III *Appendicites consécutives à la scarlatine et appendicite chronique*. Il nous reste maintenant à envisager les cas où l'appendicite ultérieure peut être rattachée à la scarlatine et ceux dans lesquels, après la scarlatine, persiste de l'appendicite chronique.

Dans le premier cas, nous rentrons dans l'hypothèse envisagée dans les paragraphes précédents: s'il s'agit d'une crise aiguë, on devra intervenir d'urgence, attendre que la lésion soit refroidie, ou ne pas opérer même secondairement, suivant qu'il s'agira d'une forme grave dépistée dès le début, ou d'une crise à allure assez grave, ou d'une réaction légère : nous n'insisterons pas ; il suffit pour être fixé de se reporter aux nombreuses discussions auxquelles le traitement de l'appendicite a donné et donne encore lieu ; on se trouve en effet dans la même alternative que dans toutes les appendicites.

Au contraire, quand après une scarlatine, on se trouve en présence d'un malade qui présente des douleurs intermittentes dans la fosse iliaque droite, dont les fonctions intestinales restent troublées, il ne faut pas rester inactif : on soumettra le malade à un régime sévère qui a l'avantage d'améliorer l'état des voies digestives et des glandes annexes, en diminuant l'apport toxique de l'alimentation. Si les troubles persistent malgré le régime il ne faut pas hésiter à conseiller l'intervention. On évitera ainsi d'être conduit à opérer d'urgence pour une crise aiguë ; et on n'assistera pas à un désastre comme dans l'observation XXVII.

On devra toujours après la scarlatine surveiller pendant un certain temps l'état intestinal, et ne pas systématiquement attribuer au régime lacté, les troubles que l'on pourra constater secondairement.

I. OBSERVATIONS AVEC LÉSIONS DE L'APPENDICE TROUVÉES A L'AUTOPSIE

OBSERVATION I (*Personnelle*).

Scarlatine — Mort par broncho-pneumonie. Lésions de l'appendice.

B... Maurice, âgé de cinq ans, entre pour scarlatine à l'hôpital des Enfants-malades le 12 novembre 1907. Son père est éthylique et sujet aux maux de gorge, sa mère est bien portante et n'a pas eu d'autre enfant. Cet enfant est né à terme, a été nourri au sein jusqu'à quinze mois, a eu sa première dent à dix-huit mois, a marché à treize mois.

A l'âge de deux ans, il aurait eu une broncho-pneumonie double ; il a eu la coqueluche l'hiver dernier ; il n'a pas eu la rougeole et ne s'est jamais plaint du ventre.

La scarlatine a débuté le 11 novembre dans la nuit par des vomissements très abondants, une fièvre très vive, un fort mal de gorge.

Le 12, à la consultation, on constate l'éruption : la température atteint 38° la gorge est rouge, la scarlatine paraît devoir être bénigne.

Le 13, l'enfant est très abattu, la température atteint 39°8, le pouls 120 ; l'éruption est généralisée, très intense, surtout aux cuisses, la langue est vernissée ; les amygdales tuméfiées ; sur l'amygdale droite une fausse membrane ; l'enfant a une tendance à tirer ; on lui fait 30 cc. de sérum antidiphtérique.

L'après-midi, la température est à 40, la dyspnée est extrême, les lèvres violacées, les ailes du nez pincées, l'asphyxie paraît si imminente qu'on transporte de suite l'enfant à la diphtérie, et qu'on lui introduit dans le larynx un tube long en ébonite ; mais la dyspnée ne diminue pas, le tirage persiste sus et sous-sternal et comme à l'auscultation on entend de gros râles sous-crépitants dans tout le poumon droit, on détube immédiatement l'enfant et on le ramène à la scarlatine où on lui fait une piqûre d'huile camphrée et un enveloppement du thorax à 32°.

Mais malgré tous les soins, l'enfant succomba à 7 heures du soir aux progrès de l'asphyxie.

Autopsie : A l'autopsie, on constate que les poumons pèsent 230 grammes ; le poumon droit dans ses deux lobes inférieurs est hépatisé et un fragment plongé dans l'eau, va immédiatement au fond. Le cœur est noir, pèse 70 grammes, sans lésions valvulaires.

Le foie est gros, pèse 800 grammes, est un peu dégénéré. La rate est normale, pèse 60 grammes.

Les reins se décortiquent bien, sont très congestionnés à la coupe et pèsent 215 grammes.

Au niveau du cœcum on trouve l'appendice entouré d'une zone de ganglions inflammatoires, rouges, congestionnés, il est très vascularisé, et adhère à la paroi abdominale postérieure.

Quand on l'a séparé de son méso, on constate qu'il est très long ; en l'ouvrant, on trouve du pus épais à sa base, et des matières fécales à sa partie moyenne.

Examen histologique de l'appendice et des ganglions.

Appendice : Le péritoine est épaissi, sans dépôt de fibrine. Les couches musculaires sont un peu hypertrophiées et dissociées par des cellules lymphoïdes. Les vaisseaux sont quelque peu dilatés. La muqueuse est très malade. En de multiples points le tissu lymphoïde soulève la muscularis mucosæ. Les follicules lymphoïdes sont augmentés de volume, un grand nombre sont en voie d'abcèdation ; les glandes sont étouffées par place, et les follicules arrivent à la périphérie de la muqueuse.

Ganglions : Les ganglions présentent des traces d'inflammation banale mais intense caractérisée par une prolifération du tissu ganglionnaire.

OBSERVATION II (*Personnelle*).

Scarlatine — Mort par ganglions ouverts dans les bronches. Lésion de l'appendice.

L... Marcelle, 3 ans 1/2, entre au Pavillon Trousseau le 23 novembre 1007 pour scarlatine. Ses parents sont bien portants, de même que deux frère et sœur. Elle-même est née à terme, a été nourrie au biberon, a commencé à marcher à onze mois, a eu sa première dent à huit mois. Elle a eu une pneumonie à dix-huit mois et la rougeole à deux ans ; elle ne s' est jamais plaint du ventre.

La scarlatine a débuté le 17 par des coliques et des vomissements alimentaires et bilieux, en même temps qu'un fort mal de gorge et une température élevée ; on l'a aussitôt purgée après lui avoir donné un vermifuge.

Le 18, un médecin appelé constate une éruption de scarlatine qui débute au tronc et se généralise ensuite à tout le corps, la gorge est rouge sans exsudat, la maladie semble devoir évoluer normalement.

Le 27, le médecin appelé à nouveau constate un adéno-phlegmon du cou et envoie l'enfant à l'hôpital.

Le 13, à l'entrée, la température atteint 39°5, la gorge est rouge, avec grosses amygdales, mais sans exsudat, la langue est dépouillée ; on constate une volumineuse adénopathie du cou du côté gauche, l'éruption de scarlatine persiste intense. On prescrit des lavages fréquents de la bouche à l'eau oxygénée au 1/3 et on applique des compresses chaudes renouvelées toutes les trois heures sur le cou.

Le 24, le cou a encore augmenté de volume, l'œdème est considérable, la température atteint 40°, l'enfant a un peu de tirage et une diarrhée profuse. On continue les compresses.

Le 25, l'enfant se plaint du ventre, et présente une douleur vive au point de Mac-Burney, avec défense musculaire, la température atteint 39, le pouls 110. Le pus semblant collecté au niveau du cou, on fait une ponction qui ramène quelques gouttes de pus épais qu'on ensemence et on injecte deux gouttes de glycérine phéniquée à 1/50.

Le 26, l'état s'aggrave, la douleur abdominale est moins vive, mais l'enfant se plaint des genoux et des poignets, en outre l'œdème du cou est plus intense encore, la dyspnée s'accroît ; l'auscultation jusque là négative montre un souffle à la base du poumon gauche.

Sous anesthésie locale, on débride l'adéno-phlegmon du cou, mais sans ramener beaucoup de pus.

L'après-midi la température tombe à 38° 7, la dyspnée est un peu moins vive.

Le 27, l'état général est très mauvais, l'enfant est cyanosée, la température dépasse 40°, il existe du tirage sus et sous-sternal ; l'enfant menace d'asphyxier, on tente de la tuber avec le tube d'O'Dywer ; mais la dyspnée ne diminuant pas, on la détube immédiatement, et on prescrit de grands bains à 38°. Le pus du phlegmon examiné montre qu'il s'agit de streptocoque pur.

L'enfant meurt malgré tous les soins à six heures du soir.

Autopsie : A l'ouverture du thorax le thymus apparaît très gros, au-devant du péricarde descendant jusqu'au bord supérieur de la troisième côte, pesant 15 grammes.

Les poumons pèsent 400 grammes, et à la base du poumon gauche existe un bloc hépatisé occupant tout le lobe inférieur ; un fragment placé dans l'eau plonge immédiatement au fond.

Le médiastin est occupé par de volumineux ganglions contenant un pus très épais, presque concret, et l'un d'eux est ouvert dans la bronche inférieure gauche.

Le cœur est normal à la coupe, pesant 105 grammes.

A l'ouverture du ventre, on trouve du liquide louche, le foie est gros, dégénéré, pèse 420 grammes, la rate est volumineuse, dure, poids 115 grammes ; les deux reins sont pourris et pèsent 208 grammes ; l'appendice est retro-cæcal, très long, adhérent à la paroi postérieure ; il est entouré de six ganglions inflammatoires, rouges, du volume d'un gros pois.

Quand on l'ouvre, on le voit oblitéré à sa partie moyenne par des matières fécales, et très vascularisé à sa base ; en outre à ce niveau on trouve du pus très épais, verdâtre, qui est ensemencé aussitôt sur gélose et bouillon.

La culture obtenue le lendemain montre qu'il s'agit de colibacille à l'état de pureté.

Examen histologique de l'appendice et des ganglions.

Appendice : Le péritoine est épaissi, le tissu sous-péritonéal infiltré. Les couches musculaires laissent apercevoir entre les fibres des cellules lymphoïdes. Les vaisseaux sont dilatés ; il existe un peu d'œdème sous-muqueux, l'épithélium est peu malade, mais les glandes sont entourées par le tissu lymphoïde, et les follicules lymphoïdes sont les uns enflammés, les autres nettement abcédés.

Ganglions : Comme dans les cas précédents, on trouve une inflammation notable, caractérisée par la prolifération du tissu noble.

OBSERVATION III (*Personnelle*).

Scarlatine toxique — Mort par lésions appendiculaires méconnues.

C... JOSEPH, âgé de quatre ans, entra le 31 octobre 1907 au Pavillon Trousseau pour scarlatine grave. Il n'a pas d'antécédents héréditaires ; ses parents sont bien portants, et ont trois autres enfants en bon état. Cet enfant est né à terme, a été élevé au biberon à Paris jusqu'à quinze mois, a marché à dix-huit mois ; il n'a jamais eu de troubles digestifs inquiétants.

Sa scarlatine a débuté le 22 octobre par des vomissements répétés, alimentaires et bilieux, par des maux de tête, un fort mal de gorge, de la fièvre et des frissons. L'éruption est apparue le 27 octobre, et l'état général étant très grave, les parents l'amènent à l'hôpital le 31 octobre à sept heures du soir. Pendant la nuit, un vomissement bilieux. Le 1er novembre, quand on examine l'enfant, on constate une éruption généralisée, encore très intense, plus marquée aux aines et sur les cuisses ; la température atteint 39° 3, le pouls est petit, incomptable, le facies est péritonéal, le ventre est ballonné et uniformément douloureux ; la rate est normale, le foie difficile à percuter. La langue est uniformément rouge, mais très sèche ; on constate un fort énanthème du pharynx, avec exsudat engainant les deux amygdales et la luette, et qui est immédiatement ensemencé. Les poumons présentent peu de chose à l'auscultation, les bruits du cœur sont un peu sourds. On ne peut recueillir d'urine, et en présence de l'état général on pense à une scarlatine toxique avec urémie possible, on fait donc, outre 20 cc. de sérum antidiphtérique, une application de quatre ventouses scarifiées à la région lombaire.

Dans la journée, l'état général s'aggrave ; le facies devient cyanosé, les ailes du nez pincées, le pouls incomptable, la température s'élève à 41° ; et malgré trois piqûres d'éther et une de caféine, l'enfant succombe à trois heures du soir, vingt-et-une heures après son entrée à l'hôpital.

L'examen de l'ensemencement pratiqué le lendemain montre qu'il s'agissait d'une angine associée, car on trouve de nombreux bacilles de Löffler, longs et moyens, associés aux streptocoques.

Autopsie : A l'ouverture du thorax, on trouve un peu de liquide dans la plèvre droite, le poumon droit est légèrement adhérent ; les deux poumons pèsent 425 grammes ; à la coupe, ils sont un peu congestionnés, sans qu'on trouve trace de tubercules ; plusieurs fragments prélevés flottent à la surface de l'eau dans laquelle on les plonge. Il n'y a pas de ganglions médiastinaux hypertrophiés. Le cœur pèse 140 grammes ; pas de liquide dans le péricarde, aucune végétation au niveau des valvules.

A l'ouverture de l'abdomen, s'échappe du liquide louche, très fétide ; la rate pèse 150 grammes et est congestionnée, de même que le foie qui pèse 750 grammes, les reins pèsent 150 grammes, se décortiquent bien et présentent de petites hémorragies de la surface médullaire.

Au niveau du cæcum on trouve les anses intestinales agglutinées; le cæcum lui-même est très adhérent et à sa face postérieure on trouve plaqué l'appendice, flanqué de gros ganglions et qu'on a quelque peine à séparer. L'appendice est long, non perforé; quand on l'ouvre on constate la présence des matières fécales, et vers la base des hémorragies abondantes. On l'inclut à la paraffine ainsi que les ganglions.

Examen histologique de l'appendice et des ganglions.

Appendice : A la surface du péritoine on trouve un exsudat fibrineux et de nombreux polynucléaires. Le tissu sous-péritonéal est infiltré. Par place les fibres musculaires sont séparées par des colliers embryonnaires. On note aussi l'existence d'œdème sous-muqueux. L'épithélium de la muqueuse est remplacé par une infiltration étendue de tissu lymphoïde, étouffant les glandes qu'on retrouve à l'état de nécrose au milieu de l'infiltration. Le point de départ des lésions semble être dans des abcès de follicules clos dont les éléments sont en voie de désintégration. Ces abcès s'accompagnent de lésions très nettes des lympathiques sous-muqueux.

Ganglions : à la coupe on constate une prolifération énorme du tissu ganglionnaire caractérisant une inflammation profonde.

OBSERVATION IV *(Personnelle)*

Scarlatine — Mort par broncho-pneumonie — Lésions de l'appendice

Madeleine S..., 8 ans 1/2, entre le 25 décembre 1907 à l'hôpital Bretonneau dans le Service des Douteux. Elle n'a pas d'antécédents héréditaires; elle a une sœur, qui vient d'avoir la scarlatine.

Elle est née à terme, a été élevée au sein, a eu la rougeole suivie de coqueluche à l'âge de trois ans.

Elle est malade depuis trois semaines; sa scarlatine a débuté par de la fièvre, des vomissements, de l'angine.

Le 26 décembre, l'état est grave; température 39°8. La desquamation est nette aux pieds et aux mains. L'haleine est fétide, la voix nasonnée; sur les gencives est un enduit grisâtre sous lequel la muqueuse saigne facilement. La langue est recouverte d'un enduit grisâtre; à la face interne de la joue droite existe une ulcération ovalaire.

Les ganglions du cou sont engorgés.

Aux poumons on note une diminution du murmure vésiculaire aux bases, mais pas de souffle.

Les membres inférieurs présentent un peu d'œdème.

On injecte 10 cc. de sérum de Roux.

Le 27 on constate que les urines sont albumineuses (0 gr 50 environ) les deux amygdales sont recouvertes d'un enduit pultacé ; la luette est engainée par une fausse membrane grisâtre.

Le 28, le palais est perforé ; la luette tend à se détacher ; la température ne se modifie pas ; l'enfant est très agitée ; il est difficile de l'examiner et de nettoyer sa gorge qu'on touche au chlorure de zinc à 1/40 et au bleu de méthylène. La culture examinée montre qu'il s'agit de streptocoque et de bacille court.

On lui injecte, comme la veille, 5 centigrammes d'électrargol et 100 grammes de sérum de Hayem.

Le 29 l'enfant succombe avec des symptômes asphyxiques.

Autopsie : A l'ouverture du thorax, liquide séreux à teinte hémorragique environ 100 grammes dans chaque plèvre. Les poumons pèsent 180 grammes, sont congestionnés ; le poumon gauche présente un bloc hépatisé à la base, et un fragment prélevé plonge au fond du vase.

Le cœur pèse 140 grammes sans lésion apparente.

Le foie pèse 880 grammes et est congestionné. Les reins pèsent 190 grammes, se décortiquent bien ; la substance corticale est diminuée.

Au niveau du cæcum on trouve l'appendice en position antérieure, adhérent au cæcum dans sa portion initiale et présentant dans son méso trois ganglions rougeâtres.

A l'ouverture de l'appendice, on remarque du muco-pus occupant le 1/3 interne. La muqueuse est dépolie, très congestionnée vers la pointe.

Examen histologique de l'appendice et des ganglions.

Appendice : Le tissu péritonéal est infiltré, épaissi ; la couche musculaire est dissociée par des éléments lymphoïdes, la sous-muqueuse est hypertrophiée, contient de nombreux leucocytes. La muqueuse est particulièrement lésée ; l'épithélium est presque entièrement détruit, car la plupart des follicules complètement abcédés, arrivent à la périphérie, étouffent les culs-de-sac glandulaires ; les vaisseaux sont le siège d'une congestion considérable.

Ganglions : Les ganglions présentent des lésions inflammatoires intenses, caractérisées par une prolifération banale mais très accentuée du tissu ganglionnaire.

OBSERVATION V (*Personnelle*)

Scarlatine compliquée de diphtérie —Mort. —Lésions de l'appendice

SIMONE R... âgée de 4 ans 1/2 entre le 26 décembre 1907 au pavillon de la scarlatine à l'hôpital des Enfants-Malades. Elle n'a pas d'antécédents héréditaires, cependant une de ses sœurs est morte à quinze ans de rhumatismes articulaires aigus.

L'enfant est née à terme, a été élevée au sein jusqu'à dix mois, a marché à seize mois, a eu la rougeole et la varicelle.

La maladie actuelle a débuté le 20 décembre par des vomissements répétés, de la fièvre, un fort mal de gorge ; l'éruption classique est apparue le 21 décembre.

Du 21 au 26 décembre l'enfant est soignée en ville ; son état s'étant aggravé, le Dr Babonneix est appelé le 26 décembre, constate un jetage nasal des plus fétides et conseille l'envoi d'urgence à l'hôpital.

A l'entrée le 26 au soir, la température est de 39°4 ; en raison du jetage on injecte 20 cc. de sérum de Roux, et on fait l'ensemencement.

Le 27, on examine l'enfant à la visite : la température atteint 39° 7, l'éruption est encore visible aux plis des aines ; la gorge est tapissée de membranes grisâtres qui s'étendent jusque sur la voûte palatine ; les ganglions sous-maxillaires sont engorgés ; il existe un jetage nasal muco-purulent, abondant et très fétide. L'examen des cultures faites la veille montre qu'il s'agit de bacilles longs mêlés à de rares cocci. On refait donc 40 cc. de sérum antidiphtérique. L'enfant est prostrée, la température le soir est de 39° ; le pouls à 128. A l'auscultation on note un gros souffle à la base gauche.

La palpitation méthodique du ventre montre une vive sensibilité avec douleur et défense musculaire plus accentuée du côté droit du ventre.

Le 28, l'état général est toujours mauvais ; les lésions buccales sont plus étendues ; la température est de 39° 6 ; le pouls est mou : on fait 10 cc. d'électrargol Clin.

Le 29, l'état est de plus en plus précaire ; l'enfant est toujours constipée ; il n'y a aucune amélioration locale du côté du nez et de la cavité buccale; la température reste à 39° ; le pouls est toujours mal frappé ; on fait 25 cc de sérum de Hayem.

L'enfant succombe à 4 heures du matin.

Autopsie : Les poumons ne sont pas adhérents et pèsent 475 grammes ; ils sont congestionnés à la coupe ; au lobe inférieur du poumon gauche on trouve un bloc hépatisé ; un fragment prélevé va au fond de l'eau.

Le cœur pèse 100 grammes, ne présente pas de lésion orificielle ; dans le ventricule droit on trouve un volumineux *caillot* organique.

A l'ouverture de l'abdomen, on trouve du liquide louche assez abondant (un verre à bordeaux environ) : le foie est congestionné, pèse 610 grammes ; la rate est crénelée, pèse 90 grammes, est résistante à la coupe ; les reins pèsent 150 grammes, se décortiquent bien ; à la coupe la substance corticale est légèrement atrophiée.

Au niveau du cœur, on trouve l'appendice en position antérieure, aplatie par une bride à sa partie moyenne très vascularisée avec une chaîne de huit gros ganglions inflammatoires au niveau de son méso.

L'appendice ouvert, on y constate la présence du muco-pus ; la muqueuse est très congestionnée surtout à la pointe et dans la partie avoisinant le cæcum.

Examen histologique de l'appendice et des ganglions.

Appendice : le péritoine est épaissi avec léger dépôt de fibrine.

Toutes les couches musculaires hypertrophiées présentent dans leurs intervalles une infiltration de cellules lymphoïdes. Les vaisseaux sont dilatés. En certains points cette dilatation acquiert un volume considérable et certains présentent même dans leur lumière un caillot en voie d'organisation.

La véritable lésion siège au niveau de la muqueuse. En de multiples points la muscularis mucosæ est soulevée et détachée par du tissu lymphoïde très abondant. Cette hypertrophie du tissu lymphoïde porte non seulement sur le tissu lymphoïde diffus, mais surtout sur les follicules. Ces derniers sont augmentés de volume et un grand nombre sont en voie d'abcédation ; ils entourent les glandes, les isolent et arrivent à la périphérie de la muqueuse. En certains points même le revêtement muqueux a disparu et on se trouve en présence d'ulcérations d'ailleurs très limitées. Les cellules présentent des lésions banales de prolifération, de vacuolisation et de desquamation.

Ganglions : Enflammés, les ganglions sont en pleine réaction infectieuse avec dilatation considérable.

OBSERVATION VI (*inédite*).

due à l'obligeance de M. Reubsaet, *interne des hôpitaux*

Scarlatine — Mort par symptômes pulmonaires — Lésions de l'appendice.

Henriette C.., douze ans et demi, entre le 24 décembre à l'hôpital Bretonneau pour une scarlatine grave.

Elle n'a pas d'antécédents héréditaires ; elle est née à terme, a été nourrie au sein et s'est toujours bien portée.

Elle a été prise le 23 décembre de mal de tête, vomissements et s'est plainte du ventre ; elle avait une constipation opiniâtre.

L'éruption est apparue le même jour.

A l'entrée à l'hôpital, l'enfant est abattue avec une éruption intense, généralisée, classique ; la langue est rouge, mais très sèche, la température dépasse 40° ; le ventre est douloureux. On fait à l'enfant préventivement 20 cc. de sérum antidiphtérique.

Le 25, l'état reste le même ; la température atteint 39° 2 le matin, 40° le soir.

Le 26, la température est de 40° 3 ; à l'auscultation on entend un gros souffle dans les fosses sus-épineuses, qui sont submates. La constipation persiste, l'enfant se plaint toujours du ventre. Le soir la température atteint 41°, et l'enfant meurt à 4 heures du matin.

Autopsie : A l'autopsie, les poumons pèsent 650 grammes, sont congestionnés, mais sans lésion localisée : un fragment de chaque lobe plongé dans l'eau nage à la surface. Il n'y a pas de liquide dans les plèvres. Le cœur pèse 220 grammes, sans lésion orificielle. A l'ouverture de la cavité abdominale, on trouve quelques grammes de liquide louche dans le petit bassin. La rate pèse 120 grammes, est diffluente, le foie est gros, en dégénérescence graisseuse, pesant 1030 grammes. Les reins pèsent 250 grammes se décortiquent bien, paraissent normaux à la coupe.

Au niveau du cæcum, on trouve l'appendice en position antérieure, coudé sur lui-même ; sa pointe turgescente est complètement adhérente : dans l'épaisseur du méso, on constate la présence de six gros ganglions rouges inflammatoires, du volume d'un pois ; il n'y a pas de ganglions le long du mésentère. A l'ouverture de l'appendice, on trouve des matières fécales dans la portion avoisinant le cæcum ; la partie moyenne a sa lumière presque complètement oblitérée, la portion qui avoisine la pointe est très vascularisée.

Examen histologique de l'appendice et des ganglions :

Appendice : L'appendice à la coupe est fortement lésé, le tissu péritonéal est épaissi, la couche musculaire dissociée par des colliers embryonnaires. On note de l'œdème sous-muqueux. La muqueuse est très atteinte, détruite, par places, où l'on remarque des follicules abcédés ou en voie d'abcédation ; tous les vaisseaux sont congestionnés et participent à l'inflammation.

Ganglions : Les ganglions sont caractérisés par une inflammation intense, banale et récente qui se traduit par une prolifération considérable du tissu ganglionnaire.

OBSERVATION VII, *inédite*

Due à l'obligeance de notre collègue Ch. DAVID.

Scarlatine avec angine gangréneuse — Mort. Lésions de l'appendice.

P... MARTHE, âgée de 6 ans entre le 6 janvier 1908 au pavillon Trousseau à l'hôpital des Enfants-Malades dans un état très grave ; elle n'a pas eu de maladies antérieures, sauf une varicelle bénigne deux ans auparavant. Son frère âgé de six ans est atteint de scarlatine depuis cinq semaines, avec néphrite depuis vingt jours.

La malade a commencé sa scarlatine le 28 décembre 1907 par des vomissements répétés cinq ou six fois, avec angine, fièvre à 39°. Son éruption a débuté le même jour.

Traitement : Compresses chaudes, lavages de gorge à l'eau oxygénée au tiers.

Le 30 décembre elle a des nausées ; la température monte à 40°, Bains. Le 2 janvier, œdème de la face, délire, haleine fétide, gorge d'aspect nécrotique. Température 39°7. L'examen bactériologique montre qu'il n'y a pas de bacilles de Lœffler. Depuis l'état général est très mauvais ; il y a du délire ; l'enfant ne s'alimente pas.

Le 6 janvier entrée à l'hôpital.

L'état général est très mauvais, œdème considérable de la face et des paupières. L'éruption est caractéristique. La gorge est très rouge, très tuméfiée; les amygdales sont très grosses, œdémateuses d'aspect grisâtre., de teinte sphacélique.

Les urines sont rares, albumineuses (08-50). L'enfant a du délire, de l'agitation, température 40° *Constipation. La palpation de la fosse iliaque droite réveille une douleur des plus nettes.*, avec défense marquée de la paroi.

Traitement : Lavages de la gorge et du nez. On touche la gorge au chlorure de zinc à 1/5°. On donne un lavement; 4 ventouses scarifiées sur les reins. Diète hydrique. glace sur le ventre. Le 7 janvier même état, œdème de la face, état ataxoadynamique.

Température 39, 6. On fait 15 cc. de collargol.

L'après-midi l'enfant a trois selles liquides. et élimine un fragment d'amygdale : le pouls est rapide et très faible.

Le 8 janvier, l'état général paraît meilleur, le délire a diminué; le pouls est bon ; l'œdème de la face a disparu.

On refait 15 cc. d'électrargol Clin à onze heures.

A 3 heures 1/2 après un lavage, tendance au collapsus et cyanose ; on fait de la caféine et de l'huile camphrée.

L'enfant meurt à 4 heures.

Autopsie : Les poumons pèsent 425 grammes, sont congestionnés aux bases.

Le cœur pèse cent grammes, est mou, sans lésion orificielle.

A l'ouverture de l'abdomen on constate une distension énorme de tout le colon ; les anses grêles sont affaissées.

La rate est dure, pèse 90 grammes.

Le foie est jaune à la coupe, pèse 650 grammes.

L'appendice est adhérent à sa partie initiale.

En l'ouvrant, on constate qu'il est rempli de matières fécales mais perméable ; sa portion initiale est hémorragique, de même d'ailleurs que la partie terminale de l'iléon et le cœcum.

Dans l'épaisseur de son méso, on trouve un gros ganglion rouge, tuméfié.

II OBSERVATIONS DE SCARLATINES AVEC RÉACTION APPENDICULAIRE PASSAGÈRE, SUIVIES DE GUÉRISON

OBSERVATION VIII (*Personnelle*).

Scarlatine — Réaction appendiculaire. Guérison.

HENRI R... 14 ans 1/2, entre le 29 décembre 1907, au Pavillon Trousseau à l'hôpital des Enfants-Malades pour une scarlatine.

Il n'a pas d'antécédents héréditaires ; il est né à terme, a été élevé au sein, a eu la rougeole et la coqueluche ; il n'a jamais souffert du ventre.

A son entrée la température atteint 40° 2 ; la scarlatine qui a débuté trois jours avant par des vomissements répétés, alimentaires et bilieux, par de la fièvre et du mal de gorge, est caractérisée actuellement par une éruption classique, mais d'une intensité extrême, rouge lie de vin, presque purpurine aux points de contact.

Les deux amygdales sont rouges, tuméfiées, la voix est nasonnée ; l'enfant a du délire.

Le ventre est douloureux seulement à droite, où l'on constate du gargouillement et de la défense musculaire.

Le 30, la température atteint 39° le matin ; l'enfant très agité a des bains à 28°.

Le soir, il n'y a pas eu de selle, la température est à 39° 6 ; en raison de la douleur nettement localisée au point de Mac-Burney, de la défense musculaire, on suspend les bains et on prescrit l'application de glace sur le ventre.

Dans la nuit, l'enfant est extrêmement agité, déchire sa vessie de glace ; le 31, la température est à 38° 6, la douleur reste nette au point de Mac-Burney, M. Richardière malgré la grande agitation du malade, nous laisse continuer comme traitement exclusif l'application de glace sur le ventre.

Le soir, température 38° 4 ; l'agitation a un peu diminué, les amygdales restent énormes ; la défense musculaire est toujours nette dans l'hypochondre droit.

On continue comme seul traitement la diète et la glace sur le ventre.

Le 1er janvier 1908, température 37° 9 ; le pouls est à 90, l'enfant a bien reposé, le ventre ne se défend plus. On supprime la glace et on donne un litre de lait.

Dans la journée l'enfant a une belle selle.

Le 2 janvier 1908, l'enfant entre en convalescence, la température ne remonte plus ; les selles sont normales ; la desquamation commence.

Les jours suivants la convalescence s'accentue, et l'enfant quitte l'hôpital au bout de quarante jours.

OBSERVATION IX (*Simonin*)

Scarlatine à début insidieux — Appendicite catarrhale — Arthralgies et myalgie — Endocardite mitrale — Guérison.

DECL... LOUIS, âgé de 24 ans, menuisier, soldat au 102e régiment d'infanterie a eu la rougeole à l'âge de neuf ans et se plaint de bronchites fréquentes.

Le 6 mai 1901, il est pris brusquement de vomissements, vertige, céphalées, le lendemain diarrhée profuse qui dure trois jours.

Le 11, éruption scarlatineuse typique avec une température de 38° 9 ; il se décide à réclamer l'assistance médicale et arrive à l'hôpital le 13 mai, souffrant d'arthralgies multiples (poignets, coudes, genoux). La langue desquame, l'exanthème scarlatineux pâlit déjà. La gorge présente une rougeur vive, généralisée, sans exsudat. Température 37° 4. Pouls 80. Le premier bruit du cœur est sourd et mal frappé à la pointe. Pas d'albumine dans les urines, la constipation a remplacé la diarrhée. *La pression exercée au niveau du point de Mac-Burney réveille une vive douleur, qui persiste en s'atténuant jusqu'au* 21 mars, soit pendant neuf jours, sans la moindre réaction fébrile avec des selles régulières.

La desquamation se poursuit sans incident jusqu'au 14 juin : le malade accuse à cette date des douleurs violentes et permanentes dans les muscles des cuisses et des mollets : ces douleurs s'exagèrent par les mouvements et la pression : il s'agit de cette variété de myalgie que Brücke a décrite dans la scarlatine. La systole sourde de la pointe fait place à un souffle en jet de vapeur indiquant une localisation mitrale ; la température remonte pendant 48 heures à 37° 8, le pouls variant de 90 à 100.

Les troubles cardiaques persistant motivent une réforme temporaire. Le mucus des amygdales avait au début fourni des cultures pures de streptocoque de Fehleisen.

OBSERVATION X (*Simonin*)

Scarlatine d'intensité moyenne. Congestion hépatique. Appendicite catarrhale latente révélée par la douleur à la pression du quatrième au sixième jour.

Cour... Robert, âgé de 21 ans, gazier, soldat au 103e de ligne a eu la rougeole à huit ans, une pleurésie gauche à neuf ans, de fréquentes bronchites et angines. Il est sujet aux palpitations.

Le 19 avril 1901, début de l'affection actuelle par des frissons, de la courbature, des nausées, suivies de vomissements bilieux, de dysphagée ; céphalée violente.

Le 21 avril au matin, le malade présente un exanthème scarlatineux caractéristique. Température 40 degrés ; pouls 114. On constate le lendemain une rougeur sombre, et une tuméfaction générale du pharynx ; la muqueuse est recouverte de nombreux détritus épithéliaux, mais sans exsudat véritable ; la langue desquame. Les narines sont littéralement obstruées par du muco-pus strié de sang. Le foie est sensible à la percussion. Les urines renferment de l'urobiline, des acides bilaires, mais pas d'albumine. Température : 39°. Pouls, 104. Constipation opiniâtre.

La pression même légère, exercée au point de Mac-Burney, provoque une vive douleur et une réaction de défense caractéristique : on ne perçoit aucun empâtement de la région.

Le 23 avril cinquième jour : rhino-pharyngite toujours intense, les cryptes de l'amygdale laissent sourdre du muco-pus ; les urines sont rares, de couleur acajou, riches en urobiline. Malgré des bains tièdes répétés, la température se maintient en plateau à 39° ; le pouls bat à 92. La région appendiculaire reste sensible à la pression.

Le 24 avril, sixième jour, la rhinite s'améliore sous l'influence d'instillations à l'huile mentholée, la pharyngite s'atténue par des pulvérisations boriquées.

Enfin des lavements glycérinés provoquent des selles dures et l'appendice redevient indolore.

Le 26 avril, défervescence complète, le pouls devenu lent, bat à 54 ; on voit survenir des arthralgies multiples qui se maintiennent pendant cinq jours. Légère conjonctivite bilatérale qui disparait le 27, jour où la desquamation commence.

Le 1er mai, le malade se lève et la bradycardie fait place à une tachycardie très accusée ; le pouls petit, intermittent parfois se précipite au point de prendre le rythme fœtal, sous l'influence du moindre effort physique. Cette méïopragie cardiaque s'atténue sous l'influence de la caféine ; néanmoins le pouls bat encore à 120 le cinquante-cinquième jour quand le malade quitte l'hôpital pour aller en convalescence.

Les cultures faites avec le muco-pus nasal et amygdalien étaient uniquement composées de streptocoques du type Fehleisen.

OBSERVATION XI (*Simonin*).

Scarlatine d'intensité moyenne — Congestion hépatique

Appendicite catarrhale latente — Arthralgies passagères

Moris... Alfred, âgé de vingt-trois ans, fabricant d'huile, caporal au 102e de ligne, est un homme robuste ; il a néanmoins dans ses antécédents une légère atteinte grippale, en décembre 1900, puis une infection ourlienne de moyenne intensité, en mars 1901.

Le 3 mai, il entre à l'infirmerie de son corps pour une hydarthrose du genou, et s'y trouve ultérieurement en contact avec un homme atteint d'angine scarlatineuse. Le 23 mai, début de l'affection actuelle par des frissons, de la céphalée, de la dysphagée. Six heures après, le thermomètre marque 39° 2 sous l'aisselle, et l'éruption scarlatineuse se montre à l'hypogastre. Le 25 mai, le malade entre à l'hôpital. La gorge est uniformément rouge sans exsudat, la langue desquame sur les bords.

Le foie est sensible à la pression ; la rate paraît normale ; les urines, de couleur rouge orangé, ne contiennent pas d'albumine, mais de l'urobiline et des acides biliaires. Le thermomètre marque le soir 38° 6 ; le pouls est à 96, les selles sont régulières. *La pression, même légère, exercée au point de Mac-Burney, réveille une douleur vive qui produit la réaction de défense.* Ces symptômes persistent pendant trois jours sans s'aggraver. Le 28 mai, le foie n'est plus douloureux, ni l'appendice. La desquamation commence par lambeaux ; la fièvre cesse, le pouls tombe à 72.

Le malade accuse des élancements aux coudes.

Le 31 mai, les arthralgies ont disparu. Le mucus de la gorge a donné en culture du streptocoque.

OBSERVATION XII (*Simonin*).

Scarlatine avec congestion du foie, urobiline, arthralgies. Crise appendiculaire du septième au neuvième jour.

D... GEORGES, 22 ans, couvreur, sapeur-pompier a eu la coqueluche et la rougeole en enfance, un embarras gastrique fébrile à seize ans ; une atteinte légère de tétanos à vingt ans, après une piqûre au genou par un clou.

Le 9 février 1901, il contracte une amygdalite double folliculeuse à streptocoques compliquée d'asthénie et d'arthralgie.

Du 4 au 7 mars, nouvelle poussée angineuse avec exsudat pultacé, arthralgie des deux genoux. Le 11 mars, tout est rentré dans l'ordre.

Le 12 mars 1901, les amygdales se couvrent de placards pseudomembraneux grisâtres ; une rougeur sombre envahit le voile du palais, les ganglions cervicaux s'engorgent, deviennent douloureux, la température monte à 39°.

Le 14 mars, apparition d'un exanthème scarlatiniforme bien caractérisé étendu à la face, au front et aux membres.

La température se maintient en plateau autour de 39°, le pouls est à 110. Adénite et périadénite molle volumineuse à gauche. La culture montre du Lœffler moyen et quelques streptocoques. Bains tièdes. Sérum de Roux : 40 cc.

Le 16 et le 17 mars, la langue desquame, les fausses membranes sont détergées. Température 38° 5, pouls à 108. Arthralgies des poignets et des doigts. Le foie est douloureux et déborde les fausses côtes d'un bon travers de doigt, les urines renferment de l'urobiline et des acides bilaires.

Le 19 mars (septième jour), constipation opiniâtre.

Violentes coliques dont le maximum se trouve dans la fosse iliaque droite ; la paroi abdominale même est sensible au toucher ; *la pression au point de Mac-Burney provoque une vive douleur* ; pas d'empâtement appréciable de la région.

Température 37° 6, pouls à 102. Le malade tousse beaucoup ; crachats muco-purulents à streptocoques, respiration un peu rude à la base droite.

Le 20 mars (huitième jour). *Coliques généralisées survenant par accès* ; météorisme abdominal, *douleur persistante au point appendiculaire*, glace sur le ventre, morphine en injections. Température 38 degrés, pouls à 100. La face desquame en furfur ; l'exanthème scarlatineux pâlit ; les arthralgies retrocèdent.

Le 21 mars, (neuvième jour) sédation des phénomènes abdominaux. Selles bilieuses sous l'influence du calomel. Température 36° 9, pouls 92. Foie normal ; à partir de ce jour la desquamation s'installe et s'achève sans incident.

OBSERVATION XIII (*Simonin*).

Scarlatine à début sévère — Albuminurie — Crise appendiculaire du douzième au quinzième jour.

P... JULES, 21 ans, distillateur, soldat au 102e régiment d'infanterie, n'a dans ses antécédents qu'une angine pour laquelle il est resté à l'infirmerie, il y a six mois.

Le 31 juin, début de l'affection actuelle par une courbature intense, de la céphalée, des frissons, de la dysphagie. Il entre à l'hôpital le 1er juillet, avec une éruption scarlatineuse intense, et un état général assez grave. L'anxiété et l'agitation sont vives ; les muscles de la face sont agités de petites secousses convulsives, le pouls bat à 120, la température accuse 39° 5. Rougeur sombre du pharynx. Les amygdales tuméfiées sont recouvertes de placards pseudo-membraneux épais, blanc crayeux, la langue fendillée, rôtie, desquame sur les bords ; un frottis de l'amygdale montre des bacilles fusiformes, des spirilles ténus, de courtes chaînes de cocci que la culture a montré être du streptocoque de Fehleisen.

Le 2, 3 et 4 août, adynamie très marquée ; hyperthermie considérable, la température oscille de 39° 3 à 40 degrés ; le pouls mou varie de 100 à 120 ; un nuage important d'albumine se montre dans les urines. Bains tièdes, quinine, caféine, ventouses scarifiées sur la région des reins. Les placards membraneux des amygdales ont fait place à une série d'ulcérations qui transforment ces organes en une masse spongieuse ; adénites cervicales assez marquées ; haleine fétide, constipation depuis cinq jours.

Le 5 août, amélioration des phénomènes généraux ; la température oscille autour de 38, le pouls bat à 90, mais on voit survenir des arthralgies multiples aux épaules, coudes, poignets, genoux ; le malade est immobilisé dans son lit par la douleur ; le 6 août, l'albumine cesse.

Le 9 août, crise polyurique, la desquamation commence au cou, es arthralgies disparaissent, la température s'abaisse à la normale par un lysis régulier ; le pouls tombe de 72 à 60, puis 52 et se maintient seize jours à ce chiffre très bas. Les ulcérations des amygdales persistent.

Le 11 août, douzième jour, à sept heures du soir le malade accuse brusquement une *vive douleur dans la fosse iliaque droite, la pression au point de Mac-Burney produit une contracture de défense immédiate*, empêchant toute exploration profonde. Le pouls est à 55, la température baisse à 37° 2. Injection de morphine, glace sur l'abdomen ; dans la nuit une selle molle.

Les douleurs appendiculaires persistent les 12 et 13 août, ce même jour, la température vespérale atteint 38° 2 ; les conjonctives prennent une teinte subictérique, un nuage d'albumine réapparaît dans les urines.

Le 16 août, apyrexie définitive ; l'albumine persiste jusqu'au 20 août (vingt-et-unième jour) ; à cette date, les ulcérations amygdaliennes sont cicatrisées ; le malade se lève à partir du 26 août, une tachycardie permanente remplace la bradycardie.

Le pouls bat de 90 à 120 suivant que le malade se repose ou non ; cette méiopragie cardiaque persiste encore le 18 septembre, quand le malade part en convalescence.

OBSERVATION XIV (*Personnelle*)

Scarlatine — Réaction appendiculaire avec ictère — Guérison.

Marthe B... âgée de 8 ans 1/2, entre à l'hôpital Bretonneau le 23 décembre 1907 pour scarlatine. Elle n'a pas d'antécédents héréditaires, a huit frères et sœurs bien portants ; elle a eu la rougeole il y a trois ans.

Elle est malade depuis quatre jours et entre à l'hôpital avec un très mauvais état général : stupeur, abattement, avec subdélire. Le pouls est à 138, la dyspnée assez vive.

La langue d'aspect suburral est recouverte par place d'un enduit saburral ; desquamée sur la pointe et les bords, elle offre en ces points une teinte carminée ; les papilles sont saillantes.

La gorge, le voile du palais, les amygdales sont rouges, les ganglions rétro-maxillaires engorgés.

La mère raconte en outre que l'enfant a eu des vomissements et *s'est plaint nettement de douleurs abdominales, avec constipation*.

L'éruption en apparaissant a amené la sédation des symptômes abdominaux : toute la peau est rouge vineuse ; au toucher, la peau est âpre, rude.

Le 24, les urines sont rares, la réaction de Gmelin met en évidence des pigments biliaires vrais ; les conjonctives sont nettement subictériques, le pouls est régulier, fort, à 120. Le foie dépasse nettement de deux travers de doigt les fausses côtes. Le ventre est douloureux, surtout à droite.

On ne trouve à l'auscultation aucun phénomène permettant d'expliquer la dyspnée.

Le 25, l'enfant a une selle décolorée, le délire a cessé l'état général est bien meilleur, la température est revenue à la normale.

Le 26, l'ictère diminue, l'enfant a une selle peu colorée.

Le 27, l'enfant est en pleine convalescence.

En somme dans cette observation, il s'agit d'une scarlatine avec symptômes abdominaux marqués et ictère, que nous avons cru devoir rapporter à cause des symptômes toxiques qui ont accompagné les douleurs abdominales et qui sont tous en faveur des constatations anatomiques que nous avons faites dans nos autres observations : à savoir que toute scarlatine s'accompagne de folliculites appendiculaires avec adénite intense.

OBSERVATION XV (*Personnelle*).

Réaction appendiculaire au début d'une scarlatine — Guérison.

MAURICE H... onze ans, entre le 4 février 1908 au Pavillon Trousseau à l'hôpital des Enfants-Malades. Il n'a pas d'antécédents héréditaires importants : il a perdu deux frères de bronchopneumonie et de débilité congénitale ; il a une sœur bien portante. Lui-même est né à terme, a été nourri au sein jusqu'à trois mois, puis au biberon, a eu sa première dent à six mois, a marché à quatorze mois. A trois ans il a eu la coqueluche.

La scarlatine a débuté le 3 février par de l'angine, des vomissements abondants, de la constipation et des douleurs abdominales, puis dans la nuit est apparue l'éruption.

A l'entrée, éruption assez intense, gorge rouge, fièvre : 39°6 qui tombe le soir même aux environs de 38°8.

L'enfant n'a plus de vomissements, mais présente une vive douleur dans la fosse iliaque droite. On donne un lavement, les douleurs abdominales s'atténuent.

Le 6 février, on constate encore de *vives douleurs au point de Mac-Burney*, avec peu de défense musculaire ; température 39°.

Le 8 février, les douleurs abdominales disparaissent ; une éruption de miliaire généralisée apparaît.

Le 10 février, la desquamation commence, et le 16, l'enfant est en pleine convalescence.

III. OBSERVATIONS D'APPENDICITES DE LA SCARLATINE

OBSERVATION XVI (*Personnelle*).

G... YVONNE, 4 ans, entre au Pavillon Trousseau le 6 décembre 1907 pour scarlatine. Ses parents sont très bien portants, elle a une sœur qui vient d'avoir la scarlatine. Elle est née à terme, a été nourrie au sein, a marché à quinze mois. Elle n'a jamais été malade antérieurement, et ne s'est jamais plaint du ventre.

La scarlatine actuelle a débuté le 5 décembre par des vomissements répétés, alimentaires et bilieux, de la fièvre, du mal de gorge ; l'éruption s'est faite presque aussitôt.

A l'entrée, le 6 au soir, la température atteint 38°, l'éruption est légère, la langue est dépouillée, les amygdales volumineuses, sans exsudat.

Le 7, la température s'élève à 38°,7 le matin, 38°9 le soir ; l'éruption est devenue intense, l'enfant est abattue. On prescrit deux bains à 30°.

Le 8 décembre, la malade n'a pas encore été à la selle depuis son entrée, se plaint du ventre ; la température atteint 39° le matin, 39°6 le soir ; l'éruption est intense, on continue les bains et on prescrit un lavement.

Le 9, le matin, la température atteint 39°8 ; l'enfant est abattue il n'y a pas de nausées, la langue est rôtie. L'examen méthodique du ventre révèle une douleur très nette au point de Mac-Burney, de la défense musculaire et de l'hyperesthésie certaine dans tout le côté droit du ventre ; le lavement de la veille n'a produit aucun effet. On diagnostique une réaction de l'appendice, et on met la malade au repos, à la diète complète, avec glace sur le ventre ; le soir la température atteint encore 39° 6 ; le pouls est bon à 110.

Le 10, la température descend légèrement, atteignant 39° 5 le matin ; on sent nettement un empâtement de la fosse iliaque du côté droit ; il n'y a toujours pas de selle, on continue la glace, le soir la température descend à 38° 8, l'enfant souffre moins ; le pouls est bon à 110.

Le 11 décembre, la douleur a presque disparu ; le ventre est plus souple, mais la constipation persiste ; la température oscille entre 38° 1 le matin et 39° 1 le soir ; le pouls est à 100. On continue la glace.

Le 12 décembre, l'enfant ne souffre plus du tout ; elle a une bonne selle, le ventre est souple, la température est retombée à 37°, le pouls à 90. La crise paraît terminée ; on supprime la glace.

Le 13 décembre, l'enfant paraît bien, mais la température atteint 39° le soir. Les yeux sont larmoyants, la malade éternue, le ventre est parfaitement souple.

Le 14 décembre, on constate une éruption très forte de rougeole ; la température atteint 39 le matin, 38°,6 le soir ; la malade a un peu de dyspnée, mais plus rien du côté du ventre. et elle va copieusement à la selle.

Le 15 décembre, l'éruption est à son acmé ; la température reste à 38° 7, l'auscultation révèle des râles de bronchite généralisée sans foyer d'hépatisation.

Le 16 décembre, la dyspnée est très intense, quarante respirations par minute ; la température atteint 39°.

L'enfant a un peu de diarrhée ; on lui fait des enveloppements froids à 30° toutes les trois heures.

Le 17 décembre, l'état pulmonaire empire ; l'enfant est toute cyanosée et meurt à cinq heures du soir.

Autopsie : A l'ouverture du thorax, on ne constate pas de liquide ; les poumons ne sont pas adhérents ; ils pèsent, le gauche 110 grammes, le droit 130 ; ils sont rouges, très congestionnés, mais non hépatisés et plusieurs fragments plongés dans l'eau nagent à la surface.

Le thymus est normal, le cœur est dur, sans lésions et pèse 80 grammes.

A l'ouverture du ventre, on trouve dans le petit bassin un liquide louche, fétide ; la rate est dure et volumineuse, pèse 100 grammes, les reins sont congestionnés, se décortiquent bien, pèsent 115 grammes, le foie pèse 620 grammes, est gros, congestionné, dégénéré.

L'appendice est rétro-cœcal, entouré de fausses membranes ; il est si adhérent au cœcum qu'il faut l'en détacher par dissection : il est entouré d'une zône de ganglions rouges, tuméfiés, de la grosseur d'une lentille, et remontant jusqu'à l'extrémité du méso cœcal. A l'examen extérieur, il a une longueur de 10 cc. environ, est très vascularisé à son extrémité libre, étranglé et presque filiforme près de la base. Quand on l'ouvre, on constate un étranglement incomplet de la lumière de l'appendice à 3 c. de la base ; toute la muqueuse de la partie avoisinant l'extrémité libre est turgescente et remplie de matières fécales.

Examen histologique de l'appendice et des ganglions.

Appendice : Le tissu sous-péritonéal est infiltré ; au milieu des fibres musculaires on trouve des cellules lymphoïdes. La sous-muqueuse est envahie par le tissu lymphoïde. La muqueuse est particulièrement atteinte, l'épithélium est détruit par places : on remarque de nombreux follicules abcédés.

Ganglions : ces derniers présentent des lésions d'inflammation aiguë intense mais banale, caractérisés par la prolifération du tissu ganglionnaire.

OBSERVATION XVII (*Personnelle*)

Scarlatine et appendicite gangréneuse concomitante. Mort.

L'enfant JENNY M... âgée de douze ans, entre le 19 juillet 1907 au pavillon Trousseau de l'hopital des Enfants-Malades pour une scarlatine. Elle n'a pas d'antécédents héréditaires, est née à terme avec une luxation congénitale de la hanche droite, elle a été élevée au biberon à la campagne, a eu sa première dent à huit mois, a marché à un an.

A cinq ans, elle eut une rougeole, à la suite de laquelle elle est restée chétive, mais ne s'est jamais plainte du ventre.

Le 17 est apparue l'éruption.

A l'entrée le 19 juillet, l'enfant présente une éruption de scarlatine classique, généralisée et très intense ; la gorge est extrêmement rouge, sans exsudat. La langue est dépouillée et très sèche, la température atteint 39° 2, le pouls 120.

L'enfant a des vomissements bilieux et se plaint du ventre ; on note une défense de la paroi assez accentuée sans ballonnement.

Le 20, la langue est très sèche, la malade à des vomissements bilieux accentués et se plaint de plus en plus du ventre. Température 39° 8 ; pouls 120. A l'examen l'éruption est aussi marquée, la gorge très rouge ; la malade est très agitée et présente un peu de diarrhée.

Le foie et la rate sont impossibles à percevoir en raison de la défense musculaire.

Traitement : glace sur le ventre, repos et diète absolus.

21. — L'éruption a un peu pâli, la température reste à 39° 8 ; le pouls à 124, la diarrhée est remplacée par de la constipation. Le ventre est de plus en plus douloureux ; l'hyperesthésie, la défense de la paroi nous font penser à l'appendicite, et on continue le traitement par le repos et la glace.

L'état s'aggravant le soir, l'enfant est examinée par deux collègues qui pensent qu'il s'agit simplement d'infection intestinale au cours de scarlatine maligne. Le toucher rectal ne permet du reste d'apprécier aucune collection.

On supprime la glace et devant l'agitation de l'enfant, on lui donne des bains à 37° toutes les trois heures.

Le 22. — L'état général est très mauvais, le ventre est moins ballonné, le facies est angoissé, l'éruption s'efface de plus en plus, la température reste à 39°. Traitement : bains et injections de 250 centimètres cubes de sérum artificiel et de 20 cc. d'électrargol.

Le 23. — L'état général est un peu meilleur : les vomissements ont cessé ; la défense de la paroi persiste aussi intense. Température 38° 4. Les bains, le sérum sont continués.

Le 24. — L'enfant est dans un demi-coma. L'éruption a totalement disparu ; le facies est franchement péritonéal. Le cœur et les poumons restent sans lésions appréciables. Température 38°. Pouls 120. On continue les bains et on fait en deux fois 500 cent. cubes de sérum de Hayem.

Le 25. — La prostration est absolue, le ventre se défend toujours et est un peu ballonné. Même traitement.

L'enfant meurt le 26 à 9 heures du soir, la température s'étant brusquement élevée à 40°.

Autopsie : A l'ouverture du ventre s'écoule environ un litre de pus horriblement fétide ; les anses intestinales sont agglutinées. L'appendice n'est plus relié au cæcum que par son méso ; il présente à un centimètre de sa base une section complète dont les tranches (bout cæcal et bout distal) sont béantes.

Le foie est gras et en dégénérescence ; poids 1500 grammes.

La rate est à peu près normale.

Les poumons sont sains ; le cœur a sa consistance normale, on note une plaque d'athérome à l'origine de l'aorte.

Le thymus n'est pas hypertrophié.

OBSERVATION XVIII. (*Julié*).

Scarlatine et appendicite concomitante. Mort.

E., cavalier de remonte, ancien soldat, très vigoureux, est pris de fièvre, angine, vomissements etc. le 28 mars 1904 ; la température monte le 29, à 39.9 et le 30 à la visite du matin on constate, en même temps qu'une température de 40° à une éruption scarlatineuse caractéristique. La langue est recouverte d'un enduit fuligineux, les urines assez abondantes sont louches et albumineuses ; dans la nuit quelques vomissements et une selle semi-liquide, copieuse, volontaire.

A 3 heures 1/2 du soir, la température est un peu plus élevée (40° 6) ; le malade qui vient d'avoir une selle involontaire a toute sa lucidité ; il dit souffrir de la gorge et de la tête à l'exclusion de toute autre partie du corps. A 4 heures 1/2 nouvelle selle involontaire, vomissement de matières blanchâtres analogues à celles rejetées par l'anus.

Dès 5 heures, délire, vomissements fréquents, agitation, puis mouvements convulsifs ; à 6 heures 1/2 cyanose, refroidissement des extrémités, coma; enfin décès à 7 heures du soir.

A l'autopsie 27 heures après, on ne trouve qu'une congestion intense des poumons, du foie et de la rate ; les reins paraissent peu hyperémiés. ce sont les lésions congestives ordinaires d'une scarlatine maligne, rapidement terminée.

On remarque cependant que les anses intestinales et même l'estomac sont fortement distendus par les gaz, tandis que le colon, dans toute son étendue est affaissé et vide. Cette constatation donne l'idée d'une occlusion intestinale qui est recherchée et trouvée, sur le colon ascendant à 10 centimètres du bord du cæcum. Le cæcum et 10 centimètres d'iléon à la suite sont visiblement vascularisés.

L'appendice appliqué contre le cæcum est en forme d'U long de 10 centimètres environ et renferme un coprolithe dans son cul-de-sac. La paroi de l'appendice incisée nous fait voir le calcul baigné dans le pus que l'analyse bactériologique a démontré contenir le streptocoque et le colibacille. Le péritoine ne présente ni adhérences, ni exsudat.

OBSERVATION XIX. (*In thèse de de Saint Paul*).

Scarlatine. Péritonite de cause inconnue. — Mort.

Enfant décédé au dixième jour de la maladie, sept jours après son entrée. F... D... agé de 2 ans 1/2. Père bien portant, mère hospitalisée, aliénée et paralytique générale depuis la naissance de l'enfant actuel. Un autre enfant en bonne santé. Celui-ci né à terme, élevé au sein, a marché très tard.

Etat actuel. — Début le 26 octobre : L'enfant s'est plaint de la gorge, il tousse et a des vomissements fréquents. L'éruption est apparue le 27.

Le 29 octobre, jour de son arrivée, nous constatons une éruption intense et généralisée. La langue est dépouillée. La gorge est rouge, avec exsudat à droite. Engorgement ganglionnaire sous-maxillaire. Température 38° 4 et 39° 8. L'enfant a des vomissements ; il présente les signes d'une péritonite qui s'accusent encore davantage les jours suivants.

Le 30, température 38° 8 et 39°6. Le 31, 38° 4 et 39°2.

Le 2 novembre 38° 2 et 39°4. On constate la desquamation.

Le 3, 39°4 et 38° 7 ; nouvelle éruption. Le 4, 38° et 38°.

Le 3 et 4 novembre l'état de l'enfant s'est aggravé. On constate tous les signes d'une péritonite bien confirmée. On lui fait alors le traitement suivant : application de compresses froides sur le ventre, diète absolue, une friction de collargol, deux bains par jour à 35°, 2 centimètres cubes d'huile camphrée (faire respirer et stimuler), 200 grammes de sérum artificiel.

Il meurt dans la nuit du 4 au 5 novembre à 1 heure du matin.

A noter une selle normale avant de mourir, alors qu'il n'en avait pas eu depuis le matin du 2 novembre.

OBSERVATION XX (*Stedman*)

Scarlatine compliquée de typhlite — Décès au septième jour.

J. B. C., médecin résidant à l'hôpital de la Cité, agé de 32 ans, à l'exception d'une première scarlatine à l'âge de huit ans, n'a jamais été malade. Il avait travaillé beaucoup depuis le mois de juillet, et avait été à Philadelphie en octobre, et depuis il commença à avoir une mine fatiguée, bien que sa santé fut vigoureuse. Plusieurs cas de scarlatine avaient été traités à l'isolement, et il eut à en soigner un cas récent huit jours avant sa maladie. Un autre interne qui n'avait jamais eu la scarlatine fut exposé comme lui, mais ne garda le lit que vingt-quatre heures avec une légère pharyngite et une éruption douteuse.

Le 2 décembre, M. B. se plaignait de maux de tête, de rachialgie, de mal de gorge avec de la dysphagie, de l'anorexie, un malaise général. Il fit son service avec difficulté. Son expression était fatiguée, le voile du palais congestionné, et la nuit tous les symptômes s'aggravèrent.

3 décembre. Il persiste à faire son service, après quoi il est obligé de s'aliter : il ne vomit pas, mais la gorge lui fait plus mal, température 103°8, F.; pouls 105.

4 décembre : Le mal de gorge est pire, avec dysphagie, et encombrement des fosses nasales. La langue est rouge, avec les papilles saillantes, et un enduit blanc en arrière ; la gorge entière est très rouge, avec du dépôt sur les amygdales et les piliers du voile sont recouverts d'un enduit blanc comme dans la diphtérie au début.

Le malade est abattu, accuse une douleur vive à l'ombilic qu'on met sur le compte de la constipation des trois jours précédents. Quelques épistaxis dans la journée. Une éruption intense de scarlatine apparaît à la poitrine gagnant ensuite tout l'abdomen, mais pas les jambes. Lavage du nez. Bromure de potassium, morphine. Temp. matin 99° 7 F., soir 101° F. Pouls, matin 80, soir 72.

Le 5 décembre. Grande amélioration. La gorge est moins douloureuse, la peau plus fraîche, le pouls bon et tout promettait une issue favorable. Le soir le malade commence à avoir des coliques autour de l'ombilic ; on y applique du laudanum, sans résultat, et on fait alors une injection sous-cutanée de morphine. Temp. Matin 99° 7 F. soir 101° F., Pouls, mat. 80, soir 72.

Le 6 décembre. Bon sommeil jusqu'à deux heures du matin ; le malade est alors réveillé par une violente douleur dans le flanc droit, il faut une grande quantité de morphine pour le calmer. La douleur persiste variable toute la journée. Le pouls reste presque normal et la peau est fraîche. Le soir la douleur est localisée à la fosse iliaque droite et très pénible, tout mouvement étant douloureux. Le malade étant dans le décubitus dorsal, on ne constate pas de tympanisme abdominal ; beaucoup de ténesme ; urines faciles et normales. Sans la douleur, le malade se sentirait bien. Il a pris une alimentation liquide, mais commence alors à avoir des nausées et des vomissements. Pouls, matin 72, soir 78 Température matin 98° 7 F., soir 100° 7 F.

Le 7 décembre : La douleur pendant la nuit fut si violente, qu'elle exigea plusieurs doses de morphine : Langue framboisée : pouls bien frappé. On ne donne que de l'eau et du lait qui sont à peu près tolérés, à cause de nausées ; l'éruption a diminué sur le tronc, s'est montrée discrètement sur les jambes et les pieds le malade n'a plus mal à la gorge. Pendant la nuit, l'abdomen se météorise. La respiration est difficile à cause de la douleur de l'hypocondre droit : les nausées et le hoquet sont incessants.

Urines sans albumine ; densité 1031 ; urée augmentée beaucoup. Température. Mat. 100° 9 F., soir 101° F. Pouls, matin 90, soir 98.

Le 8 décembre : Après beaucoup d'opium, le malade dort toute la nuit, se réveillant par moments. Ce matin quand le Dr Lyman et moi le voyons il a les traits pâles, tirés, pincés ; il répond clairement, mais ne s'occupe pas de ce qui se passe autour de lui. Pouls 120, température 100° F. Hoquet, nausées, vomissements de matières grumeleuses. A six heures du soir, il devient difficile de compter le pouls ; la douleur est un peu moins accusée. On prescrit des injections sous-cutanées d'alcool., et le pouls reparait pour une heure. Je le retrouve à neuf heures moribond, il avait déliré, puis était tombé dans le coma. L'urine avait été rare pendant la journée, et avait été recueillie à la sonde l'après-midi : haute en couleur, de densité 1031, deux pour cent d'albumine, beaucoup d'urates ; cylindres épithéliaux nombreux. La mort survient à 11 heures 20.

Autopsie par le Dr W. P. Bolles, douze heures après la mort L'abdomen seul est ouvert. Il y avait une petite quantité de liquide purulent dans le péritoine, et une inflammation récente d'une portion du péritoine ayant *son origine à l'appendice*. Elle était étendue à la majeure partie du côté droit de la cavité abdominale et était généralement faible avec un mince exsudat ; mais au niveau du cœcum, il y avait des lésions internes, des adhérences aussi dures que du fromage ; la surface était injectée, et le tissu sous-séreux œdématié. La partie de l'intestin grêle avoisinante était enflammée, les anses plus éloignées libres. L'appendice était adhérent, volumineux, noir et dilaté. Il contenait une concrétion ovale plus grosse qu'un noyau de cerise, et deux ou trois plus petites. Sa lumière était assez agrandie pour contenir ce corps étranger. La concrétion était jaune, dure et composée de couches superposées L'intestin grêle, au voisinage du cœcum contenait quatre ou cinq masses dures, jaunes, d'odeur fécaloïde.

Les reins étaient gros avec des lésions de la substance corticale, la substance médullaire est rouge, mais pas si rouge que dans le rein scarlatineux. La rate est dure, le foie et les autres organes normaux.

La rareté de l'apparition de la typhlite au cours d'une autre maladie aiguë m'a conduit à rapporter peut-être trop longuement les symptômes. Combien de temps le corps étranger séjourna-t-il dans l'appendice, c'est difficile à dire, mais son aspect n'indiquait pas une formation récente. La scarlatine évoluait très favorablement quand la péritonite se développa et amena un pronostic fatal, trop vite vérifié ..

... (L'observation se termine par un éloge du défunt que nous ne rapportons pas).

OBSERVATION XXI (*de de St-Paul*).

Scarlatine toxique, adynamique avec phénomènes intestinaux très marqués — Mort

Enfant décédée au sixième jour de sa maladie. P. M... âgée de 7 ans 1/2.

Renseignements : Parents et un autre enfant bien portants. Elle a eu la varicelle à trois mois, pas d'autres maladies.

Plusieurs cas de scarlatine dans l'entourage.

Etat actuel : Début le 16 août : frissons, vomissements, diarrhée verte très intense : délire et agitation ; très forte angine. L'éruption est apparue le 18.

Elle est arrivée le 21 août au matin et elle est vue peu après.

La langue est rouge, sèche, rôtie.

Fuliginosités dans la bouche. Odeur fétide de l'haleine. Lèvres ulcérées. Diarrhée intense. L'éruption est très intense, la desquamation est déjà commencée. *Le ventre est ballonné.* On n'a pas pu recueillir les urines à cause de la diarrhée, pas d'adénopathie. La température est à 37°8 le matin et le soir ; pas de fièvre ; la mort a lieu dans la soirée.

Pas d'autopsie.

OBSERVATION XXII (*Personnelle*)

Scarlatine. Néphrite scarlatineuse. Appendicite secondaire Guérison

Fernand I..., onze ans et demi entre le 12 juin 1907 salle Blache à l'hôpital des Enfants-Malades pour albuminurie.

Il n'a pas d'antécédents héréditaires ; il est né à terme, il a été nourri au sein jusqu'à quinze mois, a marché à six mois, a eu la rougeole à dix-huit mois.

Il y a deux semaines, il a eu un fort mal de gorge, avec de la fièvre et des vomissements et son médecin croit qu'il a eu la scarlatine, bien qu'il ne soit resté au lit que quatre jours.

A son entrée, on constate de l'œdème de la face, et des malléoles ; l'urine est rare, contient du sang ; un tube d'Esbach indique la présence de 4 grammes d'albumine.

Le 15 juin l'enfant est en pleine desquamation ce qui rend le diagnostic de la scarlatine antérieure absolument certain.

Du 12 juin au 15 décembre, l'enfant est soumis tour à tour à la diète hydrique, au régime lacté absolu, au régime déchloruré ; on lui donne de l'urotropine, de la théobromine, du lactate de strontium, mais sans arriver à une disparition complète de l'albumine qui reste aux environs de un gramme, malgré tous ces traitements.

Le 15 décembre, l'enfant est au régime lacté depuis un mois et on commence à lui donner à petites doses du chlorure de calcium (0 gr. 10) selon la méthode de M. Renon.

Le 16 décembre brusquement, il est pris de vomissements, d'une fièvre qui atteint 38° 2 et se se plaint du côté droit du ventre ; il n'a pas eu de selle depuis 24 heures.

A l'examen le pouls est à 120, le ventre se défend surtout à droite où la contracture est à son maximum avec hyperesthésie accentuée et douleur très vive au point de Mac-Burney : on diagnostique une crise d'appendicite ; traitement : glace sur le ventre, diète hydrique.

Le 18 décembre, l'enfant vomit, la température est à 38° 7 ; le pouls à 100 ; le ventre est toujours douloureux, la constipation opiniâtre, la défense musculaire est aussi nette. Même traitement.

Le 18 décembre, l'amélioration est notable, il n'y a plus eu de vomissements ; l'enfant a eu des gaz. la douleur est moins vive, la défense musculaire à peine appréciable, la température est à 38°1 le matin, 37°6 le soir.

Le 10 décembre, tous les symptômes ont disparu ; l'enfant a une belle selle après un lavement ; la température ne dépasse plus 37°3.

Pendant toute cette crise d'appendicite, l'albumine ne varie pas et reste aux environs d'un gramme.

En somme il s'agit dans cette observation d'un enfant qui encore en traitement pour une complication de la scarlatine, présenta une crise nette mais bénigne d'appendicite.

OBSERVATION XXIII (*Inédite, due à l'obligeance de M. Marfan*)

Appendicite consécutive à une scarlatine. — Guérison.

L..., Henri, âgé de dix ans, né à terme, élevé au sein jusqu'à quatorze mois, a eu sa première dent à huit mois, a parlé à dix-huit mois, a marché à quinze mois ; ses parents sont bien portants et ont un autre enfant.

L'enfant n'a jamais été malade, sauf il y a cinq mois où en même temps que son frère, il a eu la scarlatine. Il a eu une scarlatine normale, avec de forts vomissements au début, a mangé le vingt et unième jour, est sorti d'Aubervilliers le quarantième jour.

Depuis, l'enfant qui allait toujours régulièrement à la selle, est resté constipé mais sans souffrir d'une façon précise du ventre.

Le 16 janvier 1908, il entre à l'hôpital des Enfants-Malades dans le service de notre maître M. Marfan parce que la veille, il a été pris subitement, à l'école, de vomissements ; ramené chez lui, il a eu deux nouveaux vomissements et s'est plaint d'une violente douleur dans la fosse iliaque droite.

Le 17 janvier, on constate un empâtement net et limité dans la fosse iliaque droite ; on ne sent pas l'appendice roulant sous le doigt.

Le palper réveille une vive douleur au point de Mac Burney ; la défense musculaire nulle à gauche, est très nette à droite, où l'enfant accuse encore des douleurs spontanées. Température 38°, pouls 100.

Le 18 janvier il n'a pas eu de vomissements, la température est à 37·6, le pouls à 76. L'enfant soumis à une diète absolue, est constipé depuis cinq jours, et n'a pas eu de gaz.

Le 19 janvier, la constipation reste opiniâtre, la douleur a presque disparu, il y a encore de la défense musculaire, la température est devenue normale.

Le 22 janvier, l'état paraît absolument normal, mais l'enfant n'a eu ni selle, ni gaz encore.

Le 6 février, il recommence à s'alimenter.

OBSERVATION XXIV (*Veau*)

Scarlatine. — Appendicite consécutive. Opération. — Mort.

Edouard D..., 14 ans, a eu une scarlatine grave en août 1898 avec douleurs polyarticulaires, albumine. Depuis cette époque il souffre du ventre surtout à droite. Le 29 septembre il a une crise nette d'appendicite pour laquelle il est soigné salle Bazin. Cette crise s'éternise et le malade est passé salle Rolland où il est opéré le 25 janvier. M. Brun trouve une grosse masse épiploïque avec un appendice très volumineux et un abcès pelvien. L'enfant meurt huit jours après.

OBSERVATION XXV (*Veau*)

Scarlatine fruste. — Appendicite aiguë consécutive. — Opération. Guérison

Laurent. F..., huit ans ; scarlatine fruste il y a deux ans, suivie de néphrite avec albuminurie et anasarque. Depuis ce temps, l'enfant s'est toujours plaint du ventre. Il entre le 22 juin 1898 dans le service de M. Brun pour une crise d'appendicite pour laquelle il est opéré d'urgence ; M. Brun ouvre un abcès iliaque droit. L'appendice n'est pas enlevé ; guérison.

OBSERVATION XXVI (*Chevassu*)

Péritonite suppurée enkystée consécutive à une appendicite perforante survenue pendant la convalescence d'une scarlatine. — Opération à chaud. — Guérison.

X..., âgé de 21 ans, sapeur au 1er génie, entré à l'hôpital de Versailles le 2 juillet pour une scarlatine. Il se trouvait en pleine convalescence lorsque le 16, sans cause appréciable, il ressent une vive douleur dans l'abdomen, bientôt suivie de frissons, de vomissements et de fièvre. Le 18, les vomissements cessent, mais le malade a des nausées.

Persistance de la fièvre ; le facies est grippé ; le pouls est fréquent (96), filiforme, les urines sont rares, albuminées, il existe de la constipation.

A l'examen notre confrère constate que le ventre est ballonné, sensible dans toute son étendue, à la palpation, avec maximum de douleur dans la fosse iliaque droite, à ce niveau, il existe de la matité et de l'empâtement. Pas de bruit hydroaérique.

Il y a de l'agitation ; la langue est sèche, le facies grippé, mais le pouls, quoique fréquent, reste fort et régulier.

M. Chevassu établit le diagnostic de péritonite probablement enkystée, consécutive à une perforation de l'appendice et propose au malade qui accepte, l'intervention opératoire. Incision latérale de la paroi de 14 centimètres de long au niveau de la fosse iliaque droite.

L'ouverture du péritoine amène l'issue d'une grande quantité de liquide trouble, floconneux, répandant une odeur infecte. Ce liquide est contenu dans une sorte de poche, limitée en dedans par les anses intestinales agglutinées, et paraissant devoir se séparer à la moindre traction.

Le doigt introduit dans l'abdomen reconnait le cœcum distendu ; à mesure que le doigt s'enfonce du côté de l'excavation pelvienne, il s'écoule un liquide plus épais et plus fétide.

M. Chevassu arrive facilement à isoler l'appendice et à l'amener au dehors. Il présente près de sa partie inférieure une large perforation par laquelle s'échappe des gaz ; la ligature et la résection sont faites selon les règles ordinaires.

La poche est dès lors nettoyée avec soin, à l'aide d'une éponge imprégnée d'une solution antiseptique ; suture de la plaie cutanée à ses deux extrémités. Drainage à l'aide de deux gros drains et d'une mèche de gaze iodoformée.

Le pus a été examiné, il renfermait du coli-bacille et de nombreux streptocoques.

Dès le lendemain, l'état général et local étaient entièrement modifiés ; la température est tombée à 37°, le pouls à 80 ; les nausées ont cessé.

La guérison s'est faite régulièrement ; elle était achevée le 10 septembre.

OBSERVATION XXVII (*Veau*)

Scarlatine et appendicite opérée. — Guérison.

M... Joseph, âgé de 12 ans, né de parents bien portants, a eu la rougeole à l'âge de 7 ans. Entré à l'hôpital des Enfants, salle

H. Roger (service de M. Moizard), le 29 septembre 1900, pour une scarlatine qui aurait débuté le 26 septembre.

L'enfant a passé une bonne nuit, mais le lendemain (samedi) il a deux vomissements après avoir pris un peu de lait et un troisième un peu plus tard; les vomissements sont verdâtres et bilieux. Le facies est grippé, le pouls régulier à 108 mais petit. Le ventre est ballonné, d'une sonorité tympanique, sauf dans la région inférieure où la vessie est distendue. Il existe une sensibilité très vive dans tout l'abdomen, il n'y a pas de points douloureux spéciaux. Le malade n'a pas eu de selles depuis son entrée. Par la sonde on retire 250 grammes d'urine.

Dans l'après-midi l'enfant a encore quelques vomissements. A 4 heures, le chirurgien de garde, M. Legueu, vient l'opérer d'urgence : laparatomie médiane, peu de liquide dans le péritoine. L'appendice peu adhérent est perforé, il est enlevé. Drainage médian et latéral droit.

L'enfant reste dans le service de M. Moizard en raison de la scarlatine.

Le soir de l'opération, vomissement abondant verdâtre porracé. Le lendemain : ventre ballonné. Miction spontanée. Pouls à 56, inégal et petit.

Quelques jours après, la température monte, M. Brun constate une collection purulente dans la fosse iliaque gauche; il l'ouvre, un pus abondant d'une très grande fétidité s'écoule. Des pansements furent faits tous les jours et le malade guérit rapidement.

OBSERVATION XXVIII (*Inédite, due à l'obligeance de notre maître le Docteur Routier*)

Scarlatine. — Appendicite pendant la desquamation. — Opération. — Guérison.

Jacques N..., 10 ans, sans antécédents héréditaires ou personnels est pris le 7 mai 1907 d'une crise d'appendicite. La température est à 40°, le pouls à 120, le ventre est tendu, la langue humide. La crise aurait débuté par une angine, trois semaines auparavant, et la desquamation consécutive a montré qu'il s'agissait de scarlatine, le début s'est fait par des vomissements. On décide d'attendre et on met l'enfant au repos avec de la glace sur le ventre. La fièvre tombe complètement le 25 mai.

Opération le 18 juillet : ablation d'un appendice adhérent, contenant une cuillerée de pus, avec ganglions dans le méso-appendice. Drainage.

L'enfant sort guéri le 25 août.

OBSERVATION XXIX (*Inédite, due à l'obligeance de notre maître le docteur Routier*)

Scarlatine avec appendicite au début. — Opération à froid. — Guérison.

Fernande D..., âgée de 17 ans, entre le 7 août à l'hôpital Necker pour appendicite. Elle n'a pas d'antécédents héréditaires. elle a deux frères bien portants. Elle aurait eu, étant jeune, de l'entérite pendant six mois. Depuis l'âge de seize ans, elle aurait à plusieurs reprises souffert du ventre, mais donne des renseignements très vagues sur la nature de ces crises, pendant lesquelles elle n'a jamais vomi, et a toujours eu de la diarrhée.

A son entrée on constate les signes classiques de l'appendicite ; la malade a été prise la veille brusquement d'une violente douleur dans l'hypocondre droit, et a eu des vomissements alimentaires puis bilieux. Le ventre se défend uniformément ; mais la douleur est nettement localisée à droite ; la malade se plaint aussi de la gorge. La température est à 39°, le pouls à 100. On décide d'attendre et on place de la glace sur le ventre. Deux jours après, apparaît une éruption de scarlatine très nette et la malade est évacuée sur Aubervilliers. Elle y fait, paraît-il, une scarlatine normale et sort guérie quarante jours après.

Elle revient le 27 novembre à l'hôpital Necker pour être opérée à froid d'appendicite.

L'opération est pratiquée par M. Routier le 31 novembre ; incision de Jalaguier ; extirpation d'un appendice adhérent *entouré d'une zone de ganglions.*

Examen histologique de l'appendice et des ganglions

Appendice : Tout le tissu péritonéal est tuméfié, les vaisseaux y sont congestionnés. La couche musculaire paraît peu atteinte ; les vaisseaux qui la traversent sont également dilatés. On trouve des amas leucocytaires dans la sous-muqueuse. La muqueuse est particulièrement lésée on y remarque des abcès, des follicules avec destruction de l'épithelium à ce niveau ; d'autres follicules sont tuméfiés, avec aspect nécrosique des cellules. Les culs-de-sac glandulaires se colorent mal ; les cellules sont vacuolaires avec une très abondante infiltration leucocytaire les séparant ; les vaisseaux sont très dilatés, entourés d'infiltration embryonnaire.

Ganglions : Les ganglions sont congestionnés, présentent une hypertrophie des éléments ganglionnaires, sans abcès, indiquant une inflammation récente et banale.

OBSERVATION XXX (*Inédite, due à l'obligeance de M. Jalaguier*)

Scarlatine et appendicite concomitantes. — Opération à froid. — Guérison.

ANDRÉ F..., 15 ans, enfant en très bonne santé, a eu quelque peu d'entérite dans l'enfance, mais sans crise aiguë.

Le 4 juin 1907, il est pris de fièvre, frissons, vomissements abondants et répétés. Le lendemain apparaît une éruption de scarlatine généralisée, intense ; la température est élevée.

Les jours suivants, la scarlatine paraissait évoluer normalement, lorsque le 11 juin, subitement l'enfant est pris de vomissements abondants, violentes douleurs abdominales ; la température remonte.

Le 12 juin l'état s'aggrave, et M. Jalaguier voit le malade le 13 au matin : l'appendicite est des plus nettes, avec réaction péritonéale si vive que le pronostic devient inquiétant. Pendant six jours, l'état reste stationnaire ; l'enfant, mis dès le début à la diète hydrique avec glace sur le ventre, commence à aller mieux à partir du 10 juin et l'appeneice refroidit sans autre incident.

Depuis le 10 juin, la desquamation a commencé, est très intense à partir du 17 juin, et ne cesse que le 18 juillet.

M. Jalaguier intervient le 19 juillet et trouve un appendice entouré d'adhérences molles, rouge à l'extrémité, avec de multiples ganglions dans le méso-appendice. A l'ouverture de l'appendice, on trouve un pus verdâtre, les parois sont épaissies, la muqueuse ulcérée près de l'extrémité.

La guérison se fit sans incidents.

OBSERVATION XXXI (*Inédite, due à l'obligeance de MM. Guinon et Lefèvre*)

Scarlatine. — Appendicite aiguë secondaire. — Opération à chaud. — Guérison.

L'enfant JEAN B..., âgé de trois ans ; est pris chez ses parents de scarlatine le 8 janvier 1908. Ses parents sont bien portants ; il est seul enfant. Il n'a jamais été malade, est né à terme, a été élevé au sein, mais a eu de l'entérite. Le Docteur Lefèvre appelé dès le début de la scarlatine veut bien nous donner les renseignements suivants : l'enfant dans la nuit du 7 au 8 janvier a été pris de fièvre, de vomissements qui n'ont pas persisté, et le 8 janvier au matin il avait une gorge rouge sans exsudat, qui fait d'autant plus penser à la scarlatine, qu'il y en a un cas dans la maison. D'ailleurs l'éruption apparaît le soir même.

Les jours suivants, la maladie suit un cours bénin ; la température qui a atteint 39°0 a disparu dès le sixième jour. Il n'y a pas d'albumine ; la desquamation commence vers le 10 janvier.

L'enfant est mis au régime lacté jusqu'au 15 janvier ; puis du 15 au 24 janvier, on donne du lait et du potage au lait.

Le 24 janvier, on permet à l'enfant de la purée de pommes de terre et des nouilles.

Dans la nuit du 25 au 26 janvier, l'enfant est pris de vomissements qui se répètent tous les quarts d'heure. Le Dr Lefèvre, le 26 au matin prescrit une potion composée de bicarbonate de soude, bromure de sodium, élixir parégorique. La température est de 37°6 ; les vomissements cessent l'après-midi. A la palpation profonde du ventre et spécialement au niveau de l'appendice peu de réaction ; l'enfant n'accuse pas de douleur ; il n'y a pas de défense musculaire.

Le soir à 6 heures, température 40°. Le ventre est souple ; l'enfant montre le creux épigastrique et se plaint.

Le 27, l'enfant se plaint lorsqu'on palpe le point de Mac Burney. On fait mettre de la glace sur le ventre et donne un centigramme d'extrait thébaïque en potion. Eau d'Evian par cuillerées à café. L'enfant va à la selle et il expulse des gaz.

Le ventre reste souple le 28, le 29, le 30 et l'enfant va à la selle deux fois ; la température reste aux environs de 38°5, le pouls est bon.

Le 31 janvier, le ventre étant tendu, le Dr Guinon est appelé en consultation. Il constate de la submatité dans les flancs ; comme le facies est mauvais, le pouls petit, il conseille le transfert à l'Hôpital Bretonneau.

Le 1er février le facies est pâle, grippé ; la température est à 38° 5 ; le pouls est imperceptible. Il y a un météorisme abdominal considérable, de la matité dans la fosse iliaque droite, avec une vive douleur. M. Villemin intervient : incision de Roux ; on trouve dans le ventre du pus fétide et grumeleux, des fragments d'épiploon gangrénés, d'autres adhérents. L'appendice sphacélé à son extrémité, est sectionné en partie. On l'enlève. Drainage lombaire.

Le soir la température est à 39° 2 ; mais le pouls est mauvais.

Le 2 février, temp. 38° 4, pouls 110. On fait le pansement, et on fait l'aspiration par le drain ; le soir, temp. 38°.

Le 3 février, temp. 38° ; le ventre est un peu météorisé, la langue un peu sèche, mais le facies reste favorable.

Le 4 février, temp. 37° 8, pouls 90 ; l'état continue à s'améliorer.

Le 5 février, on donne 0,10 cent. de collargol en potion ; la suppuration a diminué notablement, la température est à 38°.

Le 6 on continue le collargol ; la température est à 38° environ.

Le 7 février et les jours suivants, le même traitement est continué ; l'enfant a bon aspect, et prend du lait en quantité de plus en plus grande ; il va bien à la selle.

Le 12 février, on supprime les drains, le malade est en pleine convalescence et le 14 la température est normale.

Le 15 février, l'enfant a du larmoiement, du coryza, la température s'élève à 38° 5 et le 16 février on constate une éruption de rougeole.

Le 22 février il est de nouveau en pleine convalescence.

CONCLUSIONS

I. L'appendice présente des lésions constantes dans la scarlatine, comme le prouve le contrôle post-mortem.

II. Ces lésions primitives sont dues à l'affinité du poison scarlatin pour le tissu lymphoïde.

III. La lésion macroscopique est caractérisée par la vascularisation de l'appendice et surtout la présence de ganglions volumineux dans le méso.

IV. La lésion microscopique est une folliculite intense avec péri-adénite ; l'appendice se comporte exatement comme l'amygdale.

V. En clinique la réaction simple de l'appendice, souvent très minime, peut être décelée parfois par l'examen méthodique du ventre : il est possible que le vomissement constant au début de la scarlatine tienne à la lésion de l'appendice.

VI. Beaucoup de scarlatines malignes sont en réalité des scarlatines compliquées d'appendicite méconnue.

VII. Les appendicites évidentes peuvent survenir soit à la période fébrile, soit pendant la desquamation. Elles peuvent revêtir les formes classiques de l'appendicite, depuis les plus légères jusqu'aux plus graves.

VIII. La scarlatine peut laisser après elle des lésions d'appendicite chronique qui expliquent les poussées aiguës qu'on peut observer dans la suite. Beaucoup d'appendicites familiales sont sans doute des appendicites post-scarlatineuses.

IX. Le traitement des scarlatines malignes peut tirer de grands bénéfices à être rapproché de celui de l'appendicite, et le repos absolu avec diète et glace sur le ventre paraît souvent donner de meilleurs résultats que le traitement classique par les bains et les purgatifs.

X. La scarlatine ne doit en rien influencer le traitement des appendicites franches ; l'intervention d'urgence sera le seul traitement à opposer aux appendicites avec péritonite généralisée, même à la période fébrile de la scarlatine. Les autres formes seront traitées par l'expectative armée, selon la conduite la plus généralement adoptée aujourd'hui.

XI. Après la scarlatine, on devra toujours surveiller l'état de l'intestin et instituer un traitement médical rigoureux, si cela est nécessaire, pour éviter une poussée possible d'appendicite ultérieure.

BIBLIOGRAPHIE

AITKEN. — *Medic. Press and Circular.* (*London*, 1884, p. 397.)

ARDIN-DELTEIL. — Purpura et Appendicite. (*Montpellier médical*, 15 janvier 1905, pages 53-63 et 22 janvier 1905, p. 93-100.)

BARDON. — Quelques mots sur le rôle étiologique des maladies infectieuses dans l'appendicite. (*Thèse, Paris*, 1903-04.)

BEAUSSENAT. — Appendicite expérimentale. (*Thèse, Paris*, 1896-97.)

BARTOLI. — Causes de l'appendicite. (*Gaz. méd. du centre*, Tours, 1902, t. VII. p. 149-154.)

BARETTE. — Des appendicites. *Année méd. de Caen*, 1900, t. XXV, pages 103, 110, 162.

BÉCLÈRE. — *Bull. et mém. Soc. Méd. des Hôpit. de Paris*, 1901, t. XVIII, p. 1109.

BONJOUR. — Adénopathies péri-appendiculaires. (*Thèse, Paris*, 1902.)

BORD. — Des réactions append. au cours de la syphilis secondaire (*Compte-rendus de la Soc. de Biologie*, 1907, p. 481.

BRIONVAL. — La crise appendiculaire : étude pathogénique et étiologique, (*Thèse, Lyon*, 1900-01, n° 69.)

BRUN ET LETULLE. — Lésions histologiques de l'appendicite. (*Presse médicale*, 4 août, 1897.)

BRUN ET VEAU. — Art. appendicite *in Traité des maladies de l'enfance*, 2e édition, t. V, p. 411, Paris, Masson, 1905.

CADET DE GASSICOURT. — Traité clin. des mal. de l'enfance, 2e édit., Paris, 1887, t. II, p. 430.

CARLET. — Article vomissement *in Dict. Dechambre*, 5e série, t. III, Paris, 1889, p. 762.

CAIGER — *The Lancet*, 6 juin 1891. An analysis of 1008 cases of scarlet fever admitted into the southewstern hospital during the year 1890.

CHAMBARD. — Contrib. à l'étude de l'Étiol. et de la Pathog. de l'appendicite. (*Thèse, Lyon*, 1898-99, n° 185.)

CHARPENTIER. — La scarlatine à l'hôpital Trousseau en 1896. (*Thèse, Paris*, 1896-97, t. IX.)

CHASTANET. — Quelques recherches sur l'appendicite. (*Thèse, Paris*, 1896-97, n° 605.)

CHAUVEL. — L'appendicite dans l'armée. (*Arch. de méd. et pharm. milit.* 1899, p. 161.)

James S. Cheusweth. — *Méd. news*, 4 mars 1905, p. 390.
Chevassu. — Appendcites scarlatineuses, rapport de Picqué *in Bull. et mém. Soc. de chirurgie*, 18 mars 1895, p. 251.
Comby. — Traité des maladies de l'enfance, p. 408. Paris, 1907, 2e édit.
Courtois-Suffit. — Manuel de médecine, t. iv. Article : appendicite.
Dance. — Recherches sur les altérations que présentent les viscères dans la scarlatine et la variole. (*Arch. gén. de méd.* Paris, 1830, xxiii, 321, 481.)
Daget. — *Thèse, Paris*, 1900-01, t. iii.
Delacour. — *Acad. de Médecine*, 9 juin 1903.
— Le syndrôme adinoïdien. Appendicite chronique. (*Paris*, Maloine, 1901, p. 175.)
Delbet. (Paul) — *Arch. génér. de méd.*, mars 1897.
Dieulafoy. — Toxicité de l'appendicite. (*Ac. de méd.*, oct. 1898.)
Faisans. — *Bull. et mém. de la Soc. méd. des Hôp. de Paris*, 6 mars 1899.
Feuwick. — On the condition of the stomach and intestines in scarlatina. (*Proc. Roy. M. & Ch. Soc. London*, 1861, t. iv, p. 362-78).
Ferry. — Étude clinique sur les adénopathies péri-appendiculaires. (*Thèse, Paris*, 1900.)
Fouquet. — *Comptes rendus Ac. des sciences*, 16 décembre 1907.
— *Annales des mal. vénériennes*, janvier 1908, p. 38.
Gaucher. — Appendicite et syphilis. (*Soc. Dermatol*, 11 avril 1904.
— *Presse médicale*, 20 avril 1904, p. 253 et 257.
— *Gazette des hôpitaux*, 9 nov. 1905.
— *Annales des mal. vénériennes*, 1907, n° 9, p. 656.
— *Congrès de New-York*, 1907.
Gagnière. — Grippe et appendicite. (*Gaz. des hôp.* Paris, 1899, t. 82, p. 1181-84.)
Gerhardt. — (*Handbruch der Kinderkrankheiten.* Zweiter band, P. 272.)
Glæser. — Sympt. typh. dans un cas de scarlat. (*Deutsche méd. Wochenschrift*, n° 11, 1885.)
Goloubow. — App. comme infect. microb. épidémiques. (Efener, St-Peterab 1896, t. vi, p. 182.)
Gordon (Mlle). — *Thèse, Paris*, 1896-97, n° 101 : L'appendicite chez l'enfant.
Griffon. — *Bull. et mémoires de la Société médicale des hôpit. de Paris*, 31 octobre 1907, p. 1055.
Grisolle. — Traité de pathologie interne, 9e édit. Paris, 1865, t. I, p. 130.
Guinon et Vieillard. — Paroxysmes douloureux au cours de purpura infantile. (*Bull. et mém. de la Soc. méd. des hôp. de Paris* 31 oct. 1907, p. 1048.)
Guinon. — *Revue des mal. de l'enfance*, sep. 1889.
Hayem. — *Bull. et mém. Soc. méd. des hôp. de Paris*, 19 mars 1897.
Horwitz. — *Annals of surgery*, janvier 1889. New-York.
Humphreys. — Perityphlitis complicating tonsillitis. (*Brit. med. Journ.* London, 1891, t. I, p. 698.)
Hunter (William). — *Brit. méd. journal*, nov. 1904 (compte-rendus du congrès d'Oxford.
— *Brit. méd. Journ.* 24 février 1906, p. 422-423.

HUTINEL. — Appendicite et maladies infectieuses. Leçon inédite, (à paraître in *journal des praticiens*, 1908.)

JACQUET. — *Bull. Soc. Internat*, 18 oct. 1904.

JALAGUIER. — Traité de chirurgie 2e édit. art. appendicite.

JULIÉ. — La scarlatine à l'hôpital de Versailles, *in Arch. de Méd. et pharm. milit.*, juin 1898, p. 124.

KAUFFMANN. — Scarlatine et appendicite, (*Bull. de la Soc. de Pédiatrie*, Paris, nov. 1907.)

KIRMISSON. — L'appendicite chez l'enfant. (*Journ. des Praticiens*, 5 mars 1904, p. 149.)

KLECKI. — *Wiener Klinische Wochens*, 1894, n° 35, p. 457.

KLEIN. — The anatom. charge of the Kidney, and lymphat. glands in scarlatines. (*Transacts of the Pathol. Soc.*, London, 1877.)

LANNELONGUE. — Append. et causes. (*Compte-rendus, Ac. des sciences, Paris*, 1902, t. CXXXIV p. 1553-59.)

LEJARS. — Angine et appendicite. (*Sem. méd.* 29 juin 1904, p. 202.)

LETULLE. — Histol. pathol. de l'appendicite. (*Bull. et mém. Soc., méd. des hôp. Paris*, 1897, t. I, p. 445.)

LETULLE et WEINBERG. — Histol. pathol. de l'appendicite. (*Arch. des Sc. méd.*, 1897, n° 5 et 6, Paris, 1897, p. 359.

LETULLE ET WEINBERG. — Histol. pathol. de l'appendicite. (*Compte-rendus des Séances de la Soc. de Biologie*, Paris. 1897, p. 816.

LETULLE ET WEINBERG. — Histol. pathol. de l'appendicite. (*Presse médic.*, 1897, t. II, p. XLIX

LEUDET. — *Arch. génér. de méd.*, 1859, t. XIV, p. 129.

MARTIN. — Scarlatine traumatique et appendicectomie. (*Jour. de méd. de Paris*, 18 oct. 1903, p. 42.)

MAURIN. — Essai sur l'appendicite et la péritonite append. (*Thèse, Paris*. 1889-90, n° 143, p. 24.)

MALTRAIT. — (*Thèse, Paris*, 1900-01, tome 40.)

MATHIEU. — Traité des mal. de l'estomac et de l'intestin. Paris 1900, p. 541.

MERKLEN. — Appendicite grippale. (*Bull. et mém. Soc. méd. des hôp., Paris*, 1900, p. 929-32.

MÉNARD. — (*Thèse, Paris*. 1901-02, n° 540.)

MITCHELL (E. W.). — Amygdalitis followed by appendicitis, nephritis and endocarditis. (*Arch, Pediat. New-York*, 1903, t. XX, p. 182-84.)

NASON (E. N. et W. S.). — Mort rapide dans la scarlatine accomp. de sympt. gastro-intestin. aigus. (*Brit. méd. Journ.*, 30 avril 1892.)

NAVARRE. — *Thèse, Paris*, 1898-99, t. 37.

NOIROT. — Histoire de la scarlatine. Paris, Baillierre. 1847.

NOTIN. — Scarl. et streptococcie. (*Thèse, Lyon*, 1900-01, n° 66.)

RILLIET ET BARTHEZ. — Traité clinique et pratique des maladies des enfants, 1854, t. III.)

RECLUS. — Pathogénie de l'append. (*Sem. méd.*, 23 juin 1897.)

ROGER. — Les maladies infectieuses, Paris 1902, p. 1020.

ROUX. — *Revue de la Suisse romande*, 1892.

RUSSEL (F. H.). A case of fatal vaccination, infection which ressembled appendicitis. (*J. Am. méd. Ass. Chicago*, 1902, t. 38, p. 31.)
SHALL. — Compte-rendus du Congrès de Munich, 1895, *in Sem. méd.*, avril 1895.
SANNÉ. — Art. scarlatine in *Dict. Dechambre.*
SAINT PAUL. — La Scarlatine aux Enfants-Malades en 1903. (*Thèse, Paris*, 1904-05, tome XL.)
SIMON. (L. G.). — L'appareil lymphoïde de l'intestin. (*Thèse, Paris*, 1903-04.)
SIMONIN. — Manifest. appendicul. au cours quelques de mal. infec. (*Bull. et mém. de la Soc. Méd. des Hôpi. de Paris* t. XVIII, p. 1388-1409.)
SIREDEY. — (*Bull. et mém. de la Soc. med. des Hôp.* Paris, 27 nov. 1902.)
STEDMAN (C. Elley). — Scarlatina complicated with typhlitis. (*The Boston medic. and surgical Journal*, 28 déc. 1876, page 756.)
TALAMON. — Appendicite et pérityphlite. (*Méd. mod.*, 1890.)
— — — — 1 vol. (*Bibli. Charcot-Debove*, Paris, 1892.)
TRIPIER ET PAVIOT. — *Arch. génér. de méd.*, juillet 1899.
— — *Semaine médicale*, mars 1899, page 73.
TROUSSEAU. — Clin. méd. de l'Hôtel-Dieu de Paris, 3e édit., Paris, 1868, t. 1, page 103.
VALLÉE. — (*Thèse, Paris*, 1900-01, n. 14.)
VEAU. — Scarlatine et appendicite. (*Bull. de la Soc. de Pédiatrie de Paris*, n° 9, 17 décembre 1907, p. 361.)
VIEILLARD. — Crises douloureuses abdomin. en rapp. avec la purpura. (*Thèse, Paris*, 1907-08, n° 4.)
DE VŒ. — High temper. in scarlat. and measles as related to gastro-intest. toxins and fermentation. (*Pediatric*, New-York, 1901, t. XII, p. 83-87.)
WEIR (Robert F.). — Plusieurs cas inaccoutumés d'appendicite. (*Med. Rec.*, 23 mai 1901, p. 801-806.)
WEBER (Hans). — *Münch. med. Wochenschr.* 30 déc. 1902. (Amygdalite et appendicite.)

TABLE DES MATIÈRES

Imp. Léclerc. Paris

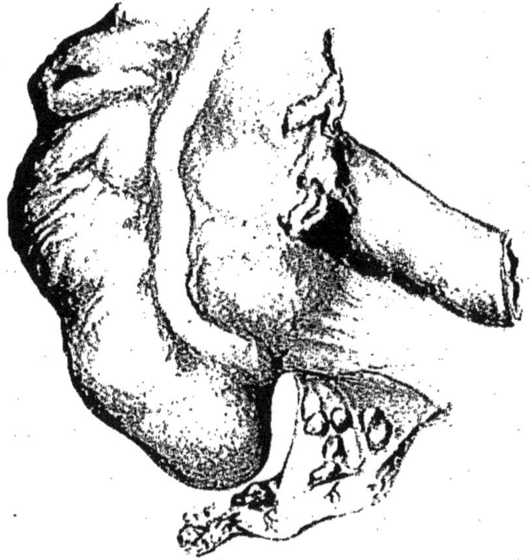

Fig I. Appendice scarlatineux avec ganglions dans le méso

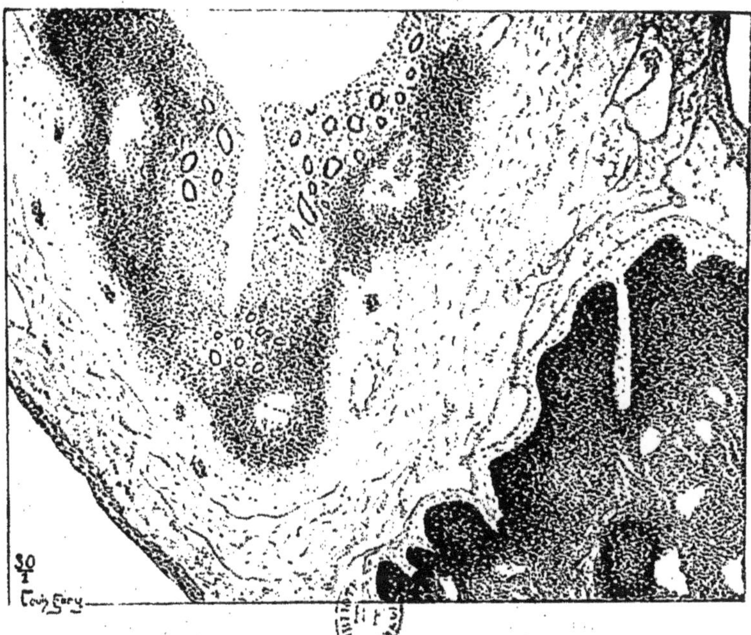

Fig. II : Coupe du même appendice et d'un ganglion :
on y voit de nombreux follicules abcédés

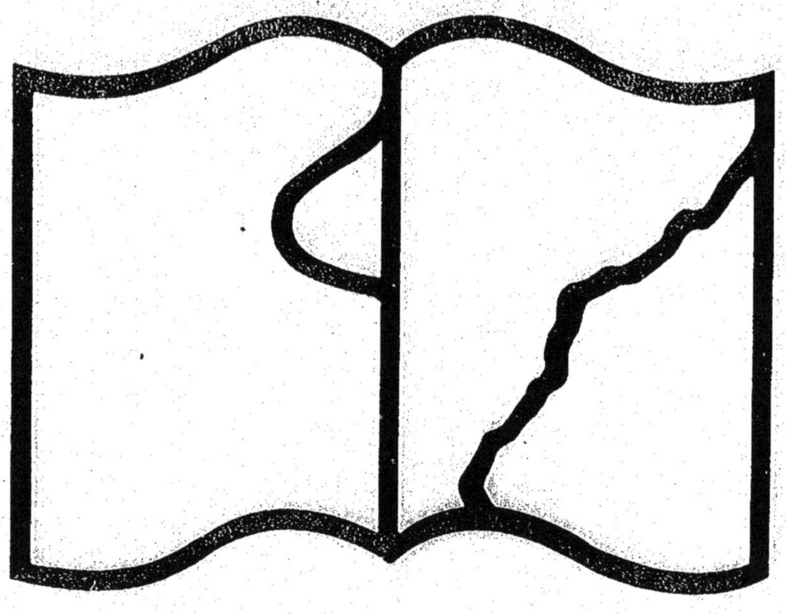

Texte détérioré — reliure défectueuse

NF Z 43-120-11

www.ingramcontent.com/pod-product-compliance
Ingram Content Group UK Ltd.
Pitfield, Milton Keynes, MK11 3LW, UK
UKHW012241240726
13966UKWH00003B/1214

9 782013 587846